Prof. Hademar
Bankhofers
Buch vom einfachen Leben

Prof. Hademar Bankhofers

Buch vom einfachen Leben

Bassermann

ISBN 978-3-8094-4458-9

1. Auflage
© 2021 by Bassermann Verlag, einem Unternehmen der Penguin Random House Verlagsgruppe GmbH, Neumarkter Straße 28, 81673 München

Die Verwertung der Texte und Bilder, auch auszugsweise, ist ohne die Zustimmung des Verlags urheberrechtswidrig und strafbar. Dies gilt auch für Vervielfältigungen, Übersetzungen, Mikroverfilmung und für die Verarbeitung mit elektronischen Systemen.

Projektleitung: Martha Sprenger
Redaktion: Herta Winkler, Großkarolinenfeld
Bildredaktion: Annette Baur, Marion Thaler
Umschlaggestaltung: Atelier Versen, Bad Aibling
Gesamtproducing: JUNG MEDIENPARTNER GmbH, Limburg/Lahn
Herstellung: Timo Wenda

Sollte diese Publikation Links auf Webseiten Dritter enthalten, so übernehmen wir für deren Inhalte keine Haftung, da wir uns diese nicht zu eigen machen, sondern lediglich auf deren Stand zum Zeitpunkt der Erstveröffentlichung verweisen.

Die Informationen in diesem Buch sind vom Autor und vom Verlag sorgfältig geprüft, dennoch kann eine Garantie nicht übernommen werden. Eine Haftung des Autors bzw. des Verlags und seiner Beauftragten für Personen-, Sach- und Vermögensschäden ist ausgeschlossen.

Penguin Random House Verlagsgruppe FSC® N001967

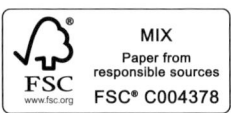

Druck und Bindung: PBTisk, a.s.

Printed in Czech Republik

Inhaltsverzeichnis

Vorwort 8

Einführung 10

Gut essen und trinken 18

Heimwerken hat goldenen Boden 39

Richtig putzen 63

Energie sparen 79

Eigener Garten – ein Stück vom Glück 97

Die Hausapotheke 125

Genießen Sie die kleinen Freuden! 128

Register 139

Bildnachweis 143

VORWORT

Die Coronakrisen haben die Welt grundlegend verändert. Es wird auch in den nächsten zehn Jahren nicht mehr so, wie es war. Keine Rede von normalem Leben wie bisher. Denn das Coronavirus hat auch all die anderen Probleme aufgezeigt, die weltweit schon seit Längerem zu erahnen waren: Probleme im Gesundheitswesen, Finanzprobleme in allen Staaten, Umwelt in Gefahr und vieles andere mehr.

Doch ähnliche Probleme gab und gibt es auch in vielen Familien: Etliche sind verschuldet. Andere haben das Familienleben vergessen. Jeder will alle Vorteile für sich, denkt nicht an die anderen. Warum ist das so? Die Wünsche der meisten Menschen sind im Laufe der Zeit größer geworden. Viele wollen das Beste, das Schönste. Und das soll schnell geschehen. Man sieht: Die Menschen werden im Grunde genommen immer unverschämter. Wir müssen wieder ein paar Schritte zurückgehen. Sonst geht die Welt in Trümmer, wenn wir nicht sofort das Ruder herumreißen. Es ist fünf vor Zwölf. Für den Klimaschutz, für viele vorbeugende Maßnahmen gegenüber drohenden Krankheiten, für eine bessere, gesündere Ernährung für alle und für mehr Bewegung in freier Natur. Und über allem das große Thema der Nachhaltigkeit.

Wissen Sie, was das für uns bedeutet? Die Zeit ist reif für ein einfaches Leben. Wobei man die Bezeichnung „einfaches Leben" im richtigen Maß verstehen muss. Sie werden sehen: Das einfache Leben in einer modernen Form, der heutigen Zeit angepasst, kann sogar Spaß machen. Dieses Buch will Ihnen Lust darauf machen. Dazu muss man akzeptieren:

Wir können das Auto und das Flugzeug nicht abschaffen. Wir brauchen den Computer. Doch muss alles im erträglichen Rahmen sinnvoll genutzt werden. Der Mensch muss der Mittelpunkt sein.

Dieser neue Lebensstil muss im Familienverband praktiziert werden. Davon handelt dieses Buch. Es soll helfen und Anregungen geben, damit wir gesund und glücklich in die neue Zeit kommen und etwaige Probleme besser lösen können. Wollen Sie mitmachen? Der erste Schritt: Lesen Sie dieses Buch und nehmen Sie sich all das heraus, was Ihnen gefällt. Es bietet Ihnen Themen an, die Sie besonders interessieren, vielleicht aber auch Themen, die etwas weniger zu Ihnen passen.

Viel Freude beim Lesen und danach beim Umsetzen ins reale Leben!

    Herzlichst Ihr

    Hademar Bankhofer

EINFÜHRUNG

Damit wir das einfache Leben gesund genießen können, müssen wir einiges dafür tun. Nur so ist es möglich, dass wir mit dem einfachen Leben Neues und Vieles erreichen und dabei mit kleinen Tricks auch finanzielle Hürden schaffen. Das gelingt, wenn die Zeit der Wegwerfgesellschaft zu Ende ist.

Unser Ziel sollte sein: die natürlichen körpereigenen Abwehrkräfte zu stärken, Glückshormone in uns aufzubauen und die oft lähmende Müdigkeit zu bekämpfen. Das bedeutet aber auch, dass wir alles vermeiden müssen, was unsere Abwehrkräfte schwächt. Und das sind die wichtigsten Gebote zum Trainieren des Immunsystems für das einfache Leben.

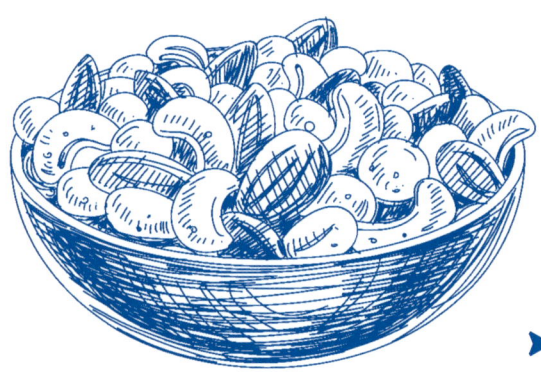

Wasser trinken, Nahrung konsumieren, die reich an Magnesium und B-Vitaminen ist: Nüsse, Naturreis, Vollkornprodukte.

▶ Ausreichend und ungestört **schlafen**. Ideal: etwa sechs bis sieben Stunden.

▶ Ständigen **Stress**, Ärger und körperliche Überanstrengung reduzieren. Die beste Waffe gegen Stress:

▶ Einmal am Tag nach Möglichkeit entspannt und aus vollem Herzen **lachen**.

- **Sport treibe**n, am besten im Freien. Ideal: Wandern, Joggen, Radfahren. Der Körper muss gleichmäßig belastet werden. Dadurch bekommen die Immunzellen Sauerstoff. Kraftsport und Hochleistungssport schwächen unser Immunsystem.

- **Atemübunge**n im Freien durchführen.

- Den Körper **abhärten**: Wassertreten in 25 cm tiefem, kaltem Wasser in der Badewanne oder der Duschwanne, am besten jeden Morgen.

- **Reizüberflutungen abbauen**: zu viel Lärm, zu starkes künstliches Licht. Auch faulige, ätzende Gerüche schwächen das Immunsystem.

- **Risikofaktoren ausschalten:** Rauchen, zu viel Alkohol, zu viel Kaffee und Schwarztee. Und beim Essen: nicht zu viel, nicht zu fett und nicht zu süß. Und natürliche Nahrung mit vielen Vitalstoffen zu sich nehmen. Leichte Kost, reichlich Obst und Gemüse, fünf kleine Mahlzeiten. Wir müssen große Mengen tierischer Fette, zu viel Fleisch, aber auch Konservierungsstoffe meiden.

- **Innere Ruhe finden**, abschalten lernen. Musik hören, ein Buch lesen, die Natur auf sich einwirken lassen.

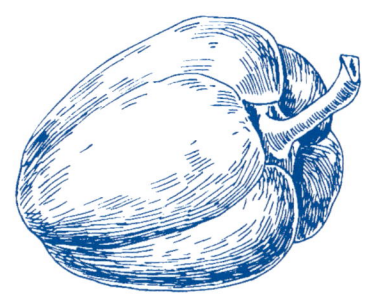

- Selbstständig handeln und zu Hause viele Probleme selbst lösen, damit wir nicht bei jeder Kleinigkeit von anderen abhängig und hilflos sind.

- Der Nachhaltigkeit Chancen einräumen, heimische Bioprodukte bevorzugen.

Und das sollten Sie im Vorfeld konkret tun, damit Sie weniger gefährdet sind, krank zu werden:

- Die **Darmflora** muss gesund sein. Sie stützt entscheidend unser Immunsystem und baut es zu 70 Prozent auf. Unterstützen Sie die Darmflora: Trinken Sie probiotische Joghurts. Nehmen Sie dreimal täglich eine Gabel voll rohes Sauerkraut zu sich. Gut kauen. Damit führt man positive, gesundheitsfördernde Bakterien zu, in erster Linie Milchsäurebakterien.

- Auch die Zufuhr von reichlich **Ballaststoffen** fördert die Entwicklung der positiven Bakterien und die Stärkung der Darmflora. In der Ernährung bedeutet das Vollkorn, Leinsamen, Gemüse und Obst.

- **Flüssigkeit zuführen**, damit Giftstoffe abtransportiert werden können. Trinken Sie 1 ½ Liter Wasser pro Tag.

- Auf die Versorgung mit **Vitaminen** achten: An sich sind alle Vitamine im Verbund wichtig, besonders aber Vitamin A, Provitamin Betacarotin, E und C. Vitamin C schützt die Zellflüssigkeit jeder Körperzelle, A und Betacarotin schützen die Zellstruktur, E schützt die Zellwände.

Anregung: Essen Sie öfters einen Immunsalat mit all diesen Vitaminen: Paprikaschoten, Petersilie, Tomaten, geriebene Karotten, Weizenkeimöl.

- Und das sind **Naturprodukte**, die unsere Immunkraft aufbauen und stark machen, weil sie antiviral, antibakteriell und pilzabwehrend wirken:

- **Knoblauch:** Man muss reichlich davon essen, etwa vier Zehen am Tag. Er verbessert dann auch die Vitaminaufnahme und enthält Zink und Selen.

- Der Saft der **Aloe vera:** Der Hauptwirkstoff Acemannan stärkt die Immunkraft. Trinken Sie drei Wochen lang einen Liter am Tag. Die Fresszellen werden dabei vermehrt.

- Fünf Tassen grüner oder weißer **Tee** pro Tag. Er liefert viel Vitamin C und schützende Polyphenole.

- **Schwarzkümmelöl:** Studien des Immunologen Dr. Peter Schleicher in München haben ergeben, dass die Wirkstoffe im Schwarzkümmel vor allem die Immunkraft der Atemwege aufbauen.

- Wie sehr kann man mit **Sport** die Immunkraft stärken? Da gibt es eine Untersuchung von skandinavischen Wissenschaftlern: Etwas Sport, der mit

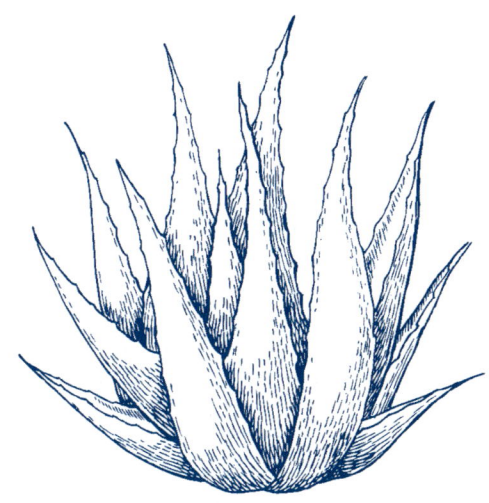

Freude durchgeführt wird, stärkt das Immunsystem. Wenn man sich dabei aber übernimmt und danach erschöpft ist, was bei vielen der Fall ist, dann schwächt man das Immunsystem. Die natürlichen Abwehrkräfte dulden keine Übertreibung, keine Überforderung des Organismus.

Vielleicht haben Sie sich beim Lesen der ersten Seiten dieses Buches gefragt: Wie fit und vital bin ich eigentlich für das einfache Leben? Testen ist in unserer heutigen Zeit ein wichtiges Wort geworden. Sie können daher jetzt testen, wie für Sie der Einstieg ins einfache Leben aussieht.

Der folgende Test verrät es Ihnen. Beantworten Sie alle Fragen und zählen Sie dann die Punkte, die Ihnen zustehen, zusammen. Dann haben Sie die Antwort.

1. Wie oft treiben Sie Freizeitsport?
- ○ einmal die Woche 60 Minuten (3 Punkte)
- ○ dreimal die Woche je 20 Minuten (6 Punkte)
- ○ dreimal die Woche 60 Minuten (9 Punkte)

2. Welchen Freizeitsport treiben Sie?
- ○ Radfahren (9 Punkte)
- ○ Liegestütz, Kniebeugen (6 Punkte)
- ○ Hantelübungen (3 Punkte)

3. Wie fühlen Sie sich nach dem Sport?
- ○ optimal (9 Punkte)
- ○ manchmal gut (6 Punkte)
- ○ nicht gut (3 Punkte)

4. Haben Sie genügend Zeit für Bewegung?
- ○ ja (9 Punkte)
- ○ manchmal (6 Punkte)
- ○ keine Zeit (3 Punkte)

5. Meiden Sie Aufzüge und Rolltreppen?
- ○ sehr oft (9 Punkte)
- ○ mitunter (6 Punkte)
- ○ kaum (3 Punkte)

6. Essen Sie Nahrungsmittel, die nicht sehr gesund sind?
- ○ nie (9 Punkte)
- ○ mitunter (6 Punkte)
- ○ sehr oft (3 Punkt)

7. Haben Sie Übergewicht?
- ○ nein (9 Punkte)
- ○ ich habe ein paar Kilo zuviel (6 Punkte)
- ○ ja, ich habe Übergewicht (3 Punkte)

8. Essen Sie auch dann, wenn Sie keinen Hunger haben?
- ○ sehr selten (9 Punkte)
- ○ manchmal (6 Punkte)
- ○ sehr oft (3 Punkte)

9. Was bewirkt bei Ihnen Stress?
- ○ keine Energie, kein Appetit (9 Punkte)
- ○ mehr Zigaretten, mehr Alkohol (6 Punkte)
- ○ Nervosität und Angst (3 Punkte)

10. Haben Sie Schlafprobleme?
- ○ fast nie (9 Punkte)
- ○ selten (6 Punkte)
- ○ häufig (3 Punkte)

11. Sind Sie rasch gereizt, zornig, verärgert?
- ○ fast nie (9 Punkte)
- ○ mitunter (6 Punkte)
- ○ sehr oft (3 Punkte)

12. Können Sie sich auf eine Sache konzentrieren?
- ○ bestens (9 Punkte)
- ○ nicht immer (6 Punkte)
- ○ fällt mir immer schwer (3 Punkt)

13. Sind Sie im Frühling oft krank?
- ○ nie (9 Punkte)
- ○ manchmal (6 Punkte)
- ○ häufig (3 Punkte)

14. Fühlen Sie sich an einem sonnigen Frühlingstag glücklich?
- ○ ja (9 Punkte)
- ○ manchmal (6 Punkte)
- ○ selten (3 Punkte)

15. Kommen Sie morgens leicht aus dem Bett?
- ○ bestens (9 Punkte)
- ○ mitunter mühsam (6 Punkte)
- ○ habe täglich Probleme (3 Punkte)

Die Auswertung:
- 128 bis 135 Punkte: Sie sind superfit. Das einfache Leben wird Ihnen in vielen Bereichen Spaß machen.

- 70 bis 90 Punkte: Sie müssen ein wenig mehr für Ihre Fitness tun.

- 45 bis 50 Punkte: Sie sind weder fit noch vital; lassen Sie sich mit diesem Buch helfen. Da sind viele Themen für Sie dabei.

GUT ESSEN UND TRINKEN

Die Vorratskammer

Es ist leider ganz aus der Mode gekommen, im Haus bzw. in der Wohnung eine Vorratskammer zu führen. Vielen von uns ist gar nicht mehr bewusst, wie wichtig es sein kann, Nahrungsmittelvorräte anzulegen. Abgesehen davon, dass es ein sicheres und angenehmes Gefühl ist, ausreichend von Speis und Trank umgeben zu sein, sollten wir doch einmal überlegen, wie sehr wir uns von anderen abhängig machen, wenn wir nur „von der Hand in den Mund" leben und alles und jedes erst bei Bedarf aus dem Laden oder aus dem Supermarkt um die Ecke holen müssen.

Eine Vorratskammer in der Wohnung hat dabei gar nichts zu tun mit Hamsterkäufen aus Angst vor „schlechten Zeiten". Sie bewahrt uns hauptsächlich vor Problemen, wenn wir unverhofft krank werden oder aus anderen Gründen außerstande sind, das Haus zu verlassen. Sie schützt uns vor peinlicher Verlegenheit und erspart uns Kopfzerbrechen, wenn überraschend Gäste auftauchen oder wenn in der Nahrungsmittelversorgung Engpässe auftreten. Und das kann bereits bei ei-

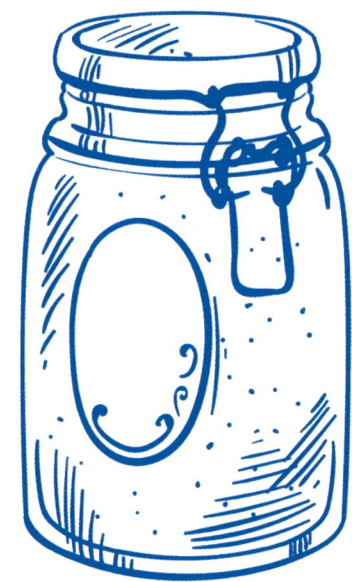

nem Streik der Fernfahrer bzw. Eisenbahner, bei einer Benzinkrise, ja bei einem einfachen Zusammenbruch des Stromnetzes der Fall sein.

- ▶ Auf dem Land oder in einem eigenen Haus in der Stadt ist es kein Problem, einen entsprechenden Raum zur Vorratskammer zu ernennen. Ideal dafür ist ein Kellerraum mit ausreichender Luftzufuhr, Ziegelwänden und unter Umständen gar einem gestampften Lehmboden. Ungeeignet ist ein Raum, durch den Zentralheizungsrohre führen. Die klassische Speisekammer von einst musste nach Norden liegen und gut zu lüften sein.

- ▶ Verfügt die Speisekammer über ein Fenster, so sollte dieses tagsüber durch einen Vorhang abgedunkelt werden. Lüften sollten Sie nur nachts.

- ▶ Eine Speisekammer sollte möglichst viele Regale haben, damit man die Vorräte übersichtlich aufbewahren und leicht entnehmen kann.

Tipp

In einer Stadtwohnung kann ein Abstellraum oder zumindest ein Schrank in der Küche die Vorratskammer ersetzen.

▶ Verlassen Sie sich bei der Bevorratung nicht ausschließlich auf Kühlschrank und Tiefkühltruhe. Beide Geräte können einmal für längere Zeit ausfallen.

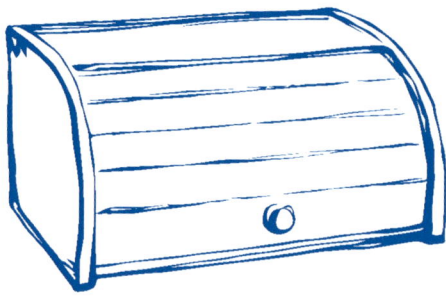

▶ Und das gehört zur **Einrichtung** einer zeitgemäßen Vorratskammer: ein Kühlschrank, ein fliegensicherer Schrank, eine Brotdose, ein Eierständer, Drahtkörbe oder Drahtboxen für Obst, Gemüse und Kartoffeln, aufhängbare Netzsäcke für Zwiebeln, Dörrgemüse und altbackenes Brot. Eventuell Leinensäcke für Getreidevorräte, wenn Sie Ihr Mehl selbst mahlen.

▶ Bei **www.bbk.bund.de** finden Sie die Broschüre „Ratgeber für Notfallvorsorge und richtiges Handeln in Notfallsituationen" mit wichtigen Hinweisen zur Vorratshaltung. Achten Sie darauf, dass Sie die Vorräte laufend verwenden und ergänzen, damit die Haltbarkeitsgrenzen nicht überschritten werden. Wenn man sich an diesen Rhythmus gewöhnt, wird die Bevorratung in einer vernünftigen Familie bald zu einer Selbstverständlichkeit.

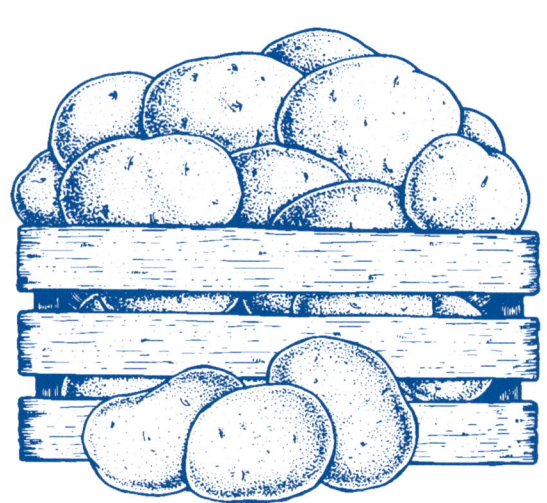

Haltbarmachen ohne Kühlschrank und Tiefkühltruhe

Der Gebrauch von Kühlschrank und Tiefkühltruhe ist uns längst selbstverständlich geworden, und wir haben darüber bereits vergessen, dass es auch noch andere, weitaus einfachere und energiesparendere Methoden gibt, um Nahrungsmittel haltbar zu machen bzw. vor allzu schnellem Verderben zu bewahren. Hier die wichtigsten Tricks, damit wir im Notfall auch ohne Kühlschrank oder Tiefkühltruhe auskommen.

▶ Speisen, die einander im **Geruch** stören, sollen in der Vorratskammer bzw. im Vorratsschrank nicht nebeneinander stehen. Besonders heikel sind Butter und Milch, die leicht den Geruch anderer Lebensmittel annehmen.

▶ Grundsätzlich sollte alles zugedeckt werden! **Butter** bedeckt man am besten mit einer Glasglocke. Es gibt aber gerade bei Butter eine sehr wirksame Aufbewahrungs- und Frischhaltemethode: Man kocht Salzwasser, lässt es erkalten und schüttet es über die in einem Glasgefäß aufbewahrte Butter, so dass sie damit bedeckt ist. Dann verschließt man das Glas.

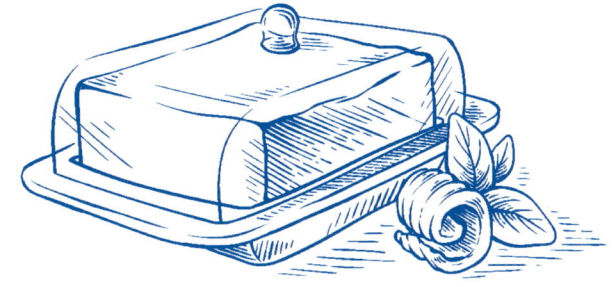

Tipp

Soll die Butter fest bleiben, stülpt man einen unglasierten, irdenen Blumentopf darüber, den man zuvor in Wasser gelegt hat. Nicht vergessen: Das Loch im Boden des Blumentopfs zustöpseln! Ideal für das Frühstück am sonnigen Gartentisch. Da zerläuft die Butter nicht.

▶ Knuspriges **Backwerk** wird am besten in Glas-, Porzellan- oder Blechbehältern aufbewahrt. Es sollte jedoch kein Salz- und Schokoladengebäck dabei sein, das wird sonst feucht und weich!

▶ Wenn Sie einen angeschnittenen **Braten** aufbewahren, so legen Sie ihn immer mit der Schnittseite nach oben, weil sonst der Saft ausläuft und das Fleisch dadurch trocken wird. Wickeln Sie den Braten am besten in Pergamentpapier oder geben Sie ihn in eine verschließbare Schüssel.

▶ **Brot** bleibt frisch und schmackhaft, wenn man es in einem irdenen Topf aufbewahrt, bedeckt mit einem feuchten, gut ausgewrungenen Tuch. Wer Brot selbst bäckt, kann den Laib, sobald er aus dem Backrohr genommen wurde, in einen nicht ausgestäubten Mehlsack stecken und an einen luftigen Ort hängen.

▶ Will man **Eier** länger lagern, bewahrt man sie in einem Eiergestell an einem kühlen Ort auf und reibt sie alle vier Tage mit etwas Speck ein.

- Eier halten sich auch in Kalkwasser gut, doch erweicht es häufig die Eierschale, besonders wenn zu viel Kalk verwendet wurde. Man sollte jeweils nur so viel Kalk nehmen, dass sich auf dem Wasser eine dünne Haut bildet (für 30 Eier etwa 1 Prise Kalk).

- **Fleisch,** das länger frisch bleiben soll, wickeln Sie zuerst in Pergamentpapier und zusätzlich in ein in Essig getränktes, ausgewrungenes Tuch.

- Lammfleisch und Kalbfleisch legt man in Milch, so dass es ganz bedeckt ist. Rindfleisch und Wild machen Sie durch Einwickeln in Essigtücher haltbar. Grundsätzlich kann man ohne Kühlschrank und Tiefkühltruhe Fleisch bei größter Sommerhitze zwei Tage lang frisch halten, wenn man es in einen irdenen Topf legt, mit kochendem Wasser bedeckt und etwas Öl darauf gießt. Man kann das Fleisch auch mit Konservierungssalz (8 g Salz werden mit 1 g Salpeter und 1 g Salicyl trocken vermengt) einreiben und so aufbewahren.

- **Geräucherte Fleischwaren** können Sie sehr lange aufbewahren, wenn Sie die einzelnen Stücke in sauberes Papier wickeln und sie dann in eine Kiste zwischen Torfmull oder Holzasche legen. Das Fleisch muss gut bedeckt sein. Man kann Speck und Würste aber auch in Leinensäcke geben, verschließen und frei hängend aufbewahren.

▶ **Wurst** behält einen schönen, appetitlichen Anschnitt, wenn dieser mit Butter oder Schweineschmalz eingerieben wird. Wurstaufschnitt hält sich in einem gut schließenden Blechtopf oder in einer Blechschachtel, an einem kühlen Ort gelagert.

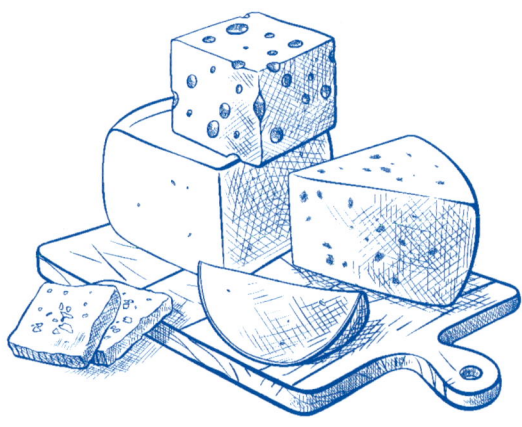

▶ **Käse** bleibt lange frisch, wenn Sie ein feuchtes Tuch über die Käseglocke legen. Niemals darf man Käse in Kupfer, Zinn oder Zink aufbewahren! Damit verdirbt man den Geschmack. Am besten legt man ihn in ein glasiertes Steingutgefäß, wobei die Raumtemperatur nicht zu warm und die Luft nicht zu feucht sein soll.

▶ **Kopfsalat** bleibt länger frisch, wenn Sie den Salatkopf im Ganzen mit frischem Wasser waschen, mit den Blättern nach oben in ein Sieb legen und ins Kühle stellen. Der Salat wird noch nach einigen Stunden bzw. am nächsten Tag trocken und frisch sein.

▶ **Kuchen** sollten Sie niemals in Blechbüchsen aufbewahren, weil er da einen unangenehmen Geschmack annimmt. Der ideale Aufbewahrungsort ist ein gut ausgewaschenes irdenes Gefäß, das mit einem Tuch bedeckt wird.

▶ **Mehl** sollten Sie nicht in dem Papiersack, in dem es gekauft wurde, aufbewahren. Schütten Sie es in

Holzgefäße und rühren Sie es öfter um. Mehlmotten, die sich gern über Mehlvorräte, Teigwaren und Grieß hermachen, müssen sofort vernichtet werden.

▶ Wenn Sie grüne Petersilie geerntet oder gekauft haben und aufbewahren wollen, dann dürfen Sie den Kräuterstrauß niemals ins Wasser geben. Stecken Sie ihn besser in ein verschließbares Glas.

▶ **Seefischstücke** bleiben längere Zeit frisch, wenn man sie mit feinem Salz und etwas Rohrohrzucker bestreut und in ein sauberes Leinentuch wickelt. Im Keller, mit einem Stein beschwert, hält der Seefisch auf diese Weise bis zu 48 Stunden.

▶ **Spargel** legt man in eine Schachtel voll Torfmull, wenn man ihn länger aufbewahren will. Besonders lang hält er, wenn er luftdicht in Pergament eingewickelt und in den Kühlschrank gelegt wird.

▶ **Zitronen** kann man sehr lange aufbewahren, wenn man sie in eine Kiste mit Sand legt. Die Früchte dürfen einander aber nicht berühren.

Tipp

Wenn Sie eine angeschnittene Zwiebel aufbewahren wollen, so wickeln Sie sie in ein Leinensäckchen und bespülen dieses mit Wasser. Die Zwiebel bleibt dann zart, weiß und ansehnlich und verliert obendrein nicht an Schärfe.

Die Genießbarkeit prüfen

Als Ergänzung zur Vorratswirtschaft sollte man ein paar Tricks kennen, um festzustellen, ob ein Nahrungsmittel noch genießbar ist. Das Haltbarkeitsdatum – so vorhanden – ist dafür keinesfalls ausreichend.

▸ Konserven sollten Sie unbedingt zurückweisen, wenn der Dosendeckel bereits aufgetrieben ist. Verdächtig ist es auch, wenn das Blech auf Fingerdruck nachgibt, um dann sofort wieder zurückzuschnellen.

▸ Wenn Sie frische Eier von alten unterscheiden wollen, geben Sie 3 EL Salz in ¼ l Wasser: Ein frisches Ei sinkt in dieser Flüssigkeit sofort zu Boden, ein verdorbenes Ei schwimmt! Wenn man ein frisches Ei gegen das Licht hält, ist es hell und klar. Es schwappt auch nicht beim Hin- und Herschütteln.

▸ Guten Essig erkennen Sie daran, dass er klar und hell ist, einen angenehmen Geruch und einen rein sauren, aber nicht beißenden Geschmack hat. Auch bei längerem Stehen darf er keine Trübung zeigen.

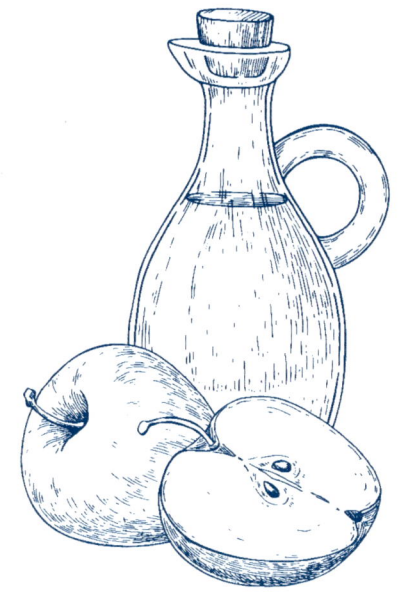

▶ Wenn Sie Fische kaufen, können Sie durch Anheben des Kiemendeckels prüfen, ob die Ware frisch ist. Unter dem Kiemendeckel müssen die Kiemen eine rote oder rosa Farbe zeigen. Die Fischhaut muss sich fest anfühlen, die Augen dürfen nicht trüb, sondern müssen klar sein.

Tiefkühltipps

Kaufen Sie keine allzu große Tiefkühltruhe. Durch hohen Stromverbrauch ist sie kostspielig, außerdem verliert man immer wieder die Übersicht über die eingefrorenen Lebensmittel. Manches wird vergessen und muss dann weggeworfen werden, weil es bereits zu lange gelagert wurde. Vorbildliche Tiefkühltruhenbesitzer legen sich eine Datumsliste mit allen Nahrungsmitteln an, die sie einlagern und im Lauf der Zeit entnehmen.

> **Tipp**
> Frieren Sie nicht wahllos alles ein. Und nehmen Sie dafür nur qualitativ hochwertige Lebensmittel. Nicht alles kann man tiefkühlen.

▶ Frisches **Gemüse** darf man nicht lange liegen lassen, sondern muss es unmittelbar nach der Ernte oder dem Einkauf einfrieren. Auch sollte es vor dem Einfrieren blanchiert, das heißt vorgegart werden. So behält es Farbe und Geschmack. Die meisten von uns kaufen heutzutage tiefgekühltes Gemüse im Supermarkt. Das kann man lange in der Kälte lagern. Tiefkühlware, die bereits einmal aufgetaut wurde, darf nicht noch einmal eingefroren werden.

❱ Sollten Sie keine Datumslisten anlegen, verpacken Sie Ihr Tiefkühlgut sorgfältig; beschriften und datieren Sie es.

❱ Sie sollten beim Tiefkühlen vorsichtig sein. Manches verliert dabei sein Aroma. Frieren Sie daher an **Kräutern** niemals Minze, Majoran, Thymian, Bohnenkraut und Basilikum ein. Diese Kräuter sind getrocknet viel besser zu verwerten.

❱ Frieren Sie niemals **Pilze** ein. Das ist nicht ungefährlich. Außerdem werden dadurch einige Pilzarten unansehnlich und verlieren an Geschmack.

❱ Folgende **Gemüsesorten** sollten Sie nicht einfrieren: Rettiche, Kartoffeln, Blumenkohl (Karfiol), Spargel, Sellerie, Riesenbohnen, Zwiebeln.

Obst und Gemüse dörren

Seit jeher war das Dörren die einfachste Art, Nahrungsmittel haltbar zu machen. Eigentlich sollte es nicht in Vergessenheit geraten!

❱ Wollen Sie **Rosinen** selbst herstellen, dann legen Sie

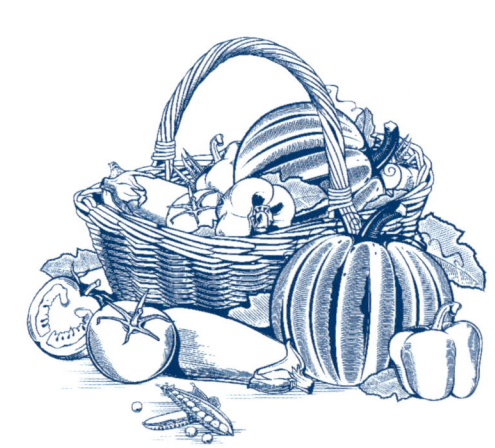

die einzelnen Weintrauben auf Packpapier und lassen Sie sie bei schönem Wetter in der Sonne trocknen. Am besten eignen sich dafür kleine, süße Trauben – aber nur solche, die nicht chemisch behandelt wurden! Nach dem Trocknen in der Sonne können die Weintrauben im Backrohr bei 50 Grad innerhalb von 6 Stunden fertig gedörrt werden.

▶ **Gedörrte Apfelspalten** sind eine wertvolle Nahrung für Wanderer. Und so werden sie hergestellt: Schälen Sie die Äpfel, entfernen Sie das Kerngehäuse und schneiden Sie Spalten. Trocknen Sie die Stücke an der Sonne auf Papier, danach im Backrohr bei 50 Grad für ca. 12 Stunden.

▶ **Dörrbirnen** sind eine Delikatesse. Wählen Sie kleine, reife Mostbirnen, entfernen Sie Stiel und Blüten. Größere Früchte halbiert man und entfernt auch das Gehäuse. Legen Sie die Birnen in einen Topf mit Wasser und kochen Sie sie halb weich. Abtropfen lassen und im Backrohr bei 65 Grad dörren. Von Zeit zu Zeit müssen die Birnen gedreht werden. Das dauert oft bis zu zehn Stunden. Sie können aber kleinere Birnen auch auf eine Schnur auffädeln und an einer sonnenbeschienenen Hausmauer aufhängen. Im Ofen werden die Birnen dann nachgetrocknet.

▶ **Dörrzwetschken** (Dörrpflaumen) sind nicht nur wohlschmeckend, sondern auch ein wahrer Segen für die Verdauung. Sehr reife Zwetschken, die am Stiel schon etwas eingetrocknet sind, legt man ein paar Tage an die Sonne. Dann dörrt man sie so lange bei 60 Grad im Ofen, bis sie fest, aber nicht hart geworden sind.

Konservieren mit Salz

Man kann mit Salz viele Nahrungsmittel haltbar machen, vor allem Gemüse und Fleisch.

▸ Und so kann man gesundes **Sauerkraut** selbst herstellen: Besorgen Sie sich einen großen Steinguttopf, vielleicht aber auch ein hölzernes Sauerkrautfass. Die Gefäße werden sorgfältig gereinigt und im Keller an einem dunklen und kühlen Ort auf zwei Ziegelsteine oder Holzbalken gestellt, damit der Fassboden ständig gelüftet wird.

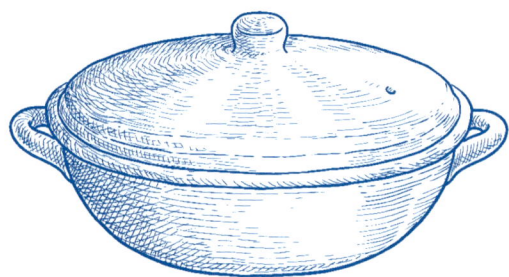

Dann legt man das Gefäß mit Krautblättern aus und streut Salz darüber. Damit ist der Anfang gemacht. Jetzt schneidet man die Krautköpfe, die eine Woche zuvor geerntet wurden und etwas abgelegen sind, mit einem Krauthobel fein nudelig. Die Strünke dürfen nicht verwendet werden. Für 25 Krautköpfe wird etwa ½ kg Salz dazugegeben. Man füllt immer wieder eine Lage Kraut und dann eine Schicht Gewürze (Wacholderbeeren, Kümmel, Lorbeerblätter, Apfelspalten, Weinblätter, ungespritzte Zitronenschalen) ein. Jede frische Krautschicht wird mit sauberen Händen oder einem hölzernen Krautstößel zusammengepresst. Es darf keine Luft zwischen den einzelnen Krautschichten sein. Obenauf legt man wieder ganze Krautblätter. Diese werden mit einem sauberen Leinentuch bedeckt. Darüber gibt man einen passenden Holzdeckel und beschwert ihn mit einem sauberen Stein. Jetzt kann das Kraut zu gären beginnen. Der Saft steigt über den Deckel. In der dritten Woche muss dieser trüb aussehende Schaum abgeschöpft werden. Man saugt die Flüssigkeit am besten mit einem Tuch ab. Man darf den Holzdeckel und den Stein erst heben, wenn die Flüssigkeit vollständig entfernt ist. Endlich dürfen Sie das Sauerkraut kosten und sich von seiner Qualität überzeugen! Nach jeder Krautentnahme muss es mit sauberen Händen glattgestrichen werden, damit keine Hohlräume entstehen. Von nun an wird das Kraut jede Woche einmal freigelegt und an der Oberfläche gesäubert. Immer wieder schüttet man etwas Salzwasser nach, damit das Sauerkraut nicht austrocknet. Und immer mit dem Leinentuch, dem Deckel und dem Stein gut abschließen.

▶ Und so gewinnt man auf einfache Weise hauseigene **Salzgurken**: Einwandfreie, nicht zu große Gurken werden gut gewaschen und mit einem Leinentuch abgetrocknet. Dann legt man sie in ein großes Glas oder in ein Steingutgefäß. Schon beim Schichten der Gurken mengt man Dill, Gurkenkraut, Estragon, Pfefferkörner und Weichselblätter dazwischen. Für 3 l Wasser benötigt

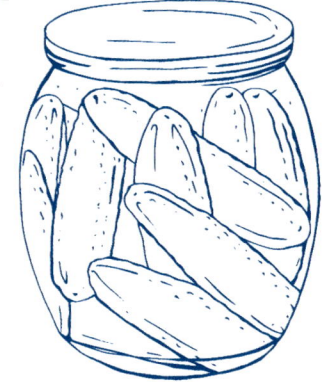

man etwa 150 g Salz. Das gekochte, erkaltete Salzwasser wird nun über die Gurken gegossen. Es muss sie fingerhoch bedecken. Mit einem Leinentuch abdecken und mit einem Holzdeckel verschließen.

Tipp

Wie auch beim Sauerkraut steigt Schaum auf, der entfernt werden muss. Eventuell ist es notwendig, gekochtes, erkaltetes Salzwasser nachzugießen.

▶ Haben Sie schon einmal versucht, sich für den Winter einen Vorrat an **grünen Bohnen** (Salzfisolen) anzulegen? Hier die Anleitung: Man wäscht die frisch geernteten Bohnen gründlich und entfernt die Fäden. Kleine Bohnen bleiben ganz, längere werden schräg-nudelig geschnitten. Man mischt 10 kg Bohnen mit 500 g Salz gut durch und gibt sie dann in einen Steinguttopf. Etwas Bohnenkraut wird obenauf verteilt und das Ganze mit sauberen Weinblättern abgedeckt. Darüber legt man ein sauberes Leinentuch. Um ein Aufsteigen der Bohnen zu verhindern, gibt man einen steinbedeckten Holzdeckel darauf. Vor dem Verwenden müssen die Bohnen einige Stunden vorher in kaltem Wasser eingeweicht werden. Das salzige Wasser wegschütten und erst dann das Bohnengemüse zubereiten.

Haltbarmachen mit Alkohol

Qualitativ hochwertiges Obst kann man sehr schmackhaft in einem **Rumtopf** haltbar machen. Legen Sie sich doch wieder einmal so eine „alkoholische Vorratskammer" an! Es gibt heute überall Rumtöpfe aus Steingut oder Glas zu kaufen. Es ist üblich, die der Jahreszeit entsprechenden Früchte (z. B. Wald- und Gartenerdbeeren, Sauerkirschen, Johannisbeeren, Kirschen, Aprikosen, Pfirsiche, Apfel- und Birnenstücke, Stachelbeeren, Pflaumen und Trauben) in den Rumtopf einzulegen. Die Früchte müssen entstielt und gewaschen werden. Kirschen, Pflaumen und anderes Kernobst sollte man mit den Kernen verwenden, weil diese den Geschmack verbessern.

▶ Und so wird es gemacht: Man legt eine Lage Früchte, beispielsweise im Frühjahr Erdbeeren, in den Rumtopf, schüttet halb so viel Zucker wie Obst darauf und gießt 56-prozentigen Rum nach, so dass die Früchte bedeckt sind. So fährt man mit anderen Früchten der Saison fort, bis im Herbst die Trauben den Abschluss bilden.

Tipp

Die bunte Früchtepalette des Rumtopfs kann mit Bananenscheiben ergänzt werden, die dem Ganzen eine besonders schmackhafte Note geben.

Der Rumtopf sollte ständig mit Zellophan oder einer Plastikfolie verschlossen sein. Man stellt ihn am besten an einen kühlen, dunklen Platz. Verspeist werden sollten die eingelegten Früchte zur Jahreswende – also erst im Winter.

Haltbarmachen mit Essig

- Durch Einlegen in Essig kann man Gemüse und Früchte vorzüglich konservieren. Essig, mit Salz oder Zucker gewürzt, erspart jegliche chemischen Konservierungsmittel und das Haltbarmachen durch Sterilisieren.

- **Süßsaure Gurken**: Kleine oder Stücke von großen Gurken, die voll ausgereift sein müssen, legt man für zwölf Stunden in eine Mischung, die aus gleichen Teilen Wasser und Essig besteht. Dieses Essigwasser wird abgegossen. Für etwa 2 kg Gurken bereitet man eine Mischung von ½ l Wasser, 1 l Essig und 1 kg Zucker vor. Die Gurken werden in dieser Flüssigkeit weichgekocht. Die erkalteten Gurken in gereinigte Gläser füllen und die ebenfalls erkaltete Flüssigkeit dazugeben. Die Gläser werden mit Pergamentpapier verschlossen.

- Ein kühler Herbst beschert jedem Gartenbesitzer grüne, nicht ausgereifte **Tomaten**. Sie schmecken köstlich, wenn man sie in Essig einlegt. Die Tomaten werden über Nacht in Essigwasser – halb Essig, halb Wasser – gegeben. Am nächsten Tag mischt man 1 kg Zucker mit 1 l Weinessig und den Gewürzen – zwei Nelken, eine Zimtstange, die Schale einer halben ungespritzten Zitrone, eine Vanilleschote und je nach Geschmack auch Dill und Ingwer. Die Gewürze werden eine Viertelstunde lang in dem Essig gekocht. Dann gibt man die Tomaten hinzu und kocht sie so lange, bis sie weich sind. Anschließend in Gläser füllen und mit der noch heißen Flüssigkeit übergießen. Nach dem Auskühlen werden die Gläser mit Pergamentpapier verschlossen.

Die eigene Konfitüre

Chemische Zusätze garantieren der gekauften, industriell hergestellten Konfitüre lange Haltbarkeit. Es ist jedoch vernünftiger, das jeweilige Obstangebot zu nützen und wieder selbst einzukochen. Sie brauchen dazu einen großen Topf aus rostfreiem Stahl oder einen Messingtopf aus der guten alten Zeit. Ja, und dann brauchen Sie Twist-off-Gläser, in denen die Konfitüre aufbewahrt wird.

▶ Und so wird Konfitüre zubereitet: Die Früchte werden unmittelbar nach der Ernte oder nach dem Einkauf gewaschen, zerkleinert oder zerdrückt. Die gleiche Menge Zucker wie Obst dazugeben. Nimmt man weniger Zucker, hält die Konfitüre nicht so lange. Wer Gelierzucker verwendet, muss sich an die Mengenangaben auf der Packung halten. Das

Frucht-Zucker-Gemisch wird unter ständigem Umrühren in einem entsprechend großen Topf auf dem Herd gekocht. Der Schaum, der sich dabei bildet, muss immer wieder abgeschöpft werden.

▶ Die Konfitüre ist fertig, wenn sie die Gelierprobe besteht. Dafür gibt man etwas davon auf einen Teller; fließt sie nicht mehr auseinander, ist sie fertig!

Nun wird die heiße Masse in die Gläser gefüllt, die vorher sorgfältig gereinigt wurden. Auch sollen sie vor dem Einfüllen in heißes Wasser gelegt und anschließend, mit der Öffnung nach unten, auf ein sauberes Tuch gestülpt werden.

▶ Sofort mit dem Twist-off-Deckel verschließen und zum Auskühlen auf den Kopf stellen.

Tipp

Wird die heiße Konfitüre eingefüllt, müssen die Gläser auf einer nassen Unterlage stehen, damit sie nicht springen.

Haltbarmachen mit Schmalz

In früheren Zeiten, als es keine Kühlschränke und Tiefkühltruhen gab, war es auf dem Lande üblich, Fleisch in Schweineschmalz einzugießen, weil es dadurch sehr lange haltbar war. Für alle Fälle sollten Sie das auch einmal probieren. Es hat zudem den Vorteil, dass das Fleisch sehr saftig bleibt. Man gießt aber kein rohes, sondern gebratenes oder geräuchertes Fleisch ein, das bei Bedarf nicht erst zubereitet werden muss.

▶ Und so wird es gemacht: Die Fleischstücke werden in einen Steinguttopf geschichtet und mit zerlassenem Schweineschmalz übergossen. Es darf keine Hohl- und Zwischenräume geben. Die verschlossenen Töpfe werden an einem kühlen und dunklen Ort gelagert. Das Schmalz schützt das Fleisch vor Luftzufuhr und macht es dadurch haltbarer.

Tipp

Mit dieser Art kann man Schweinebraten, Rinderbraten, Gänsekeulen, Truthahnstücke, Hühner- und Ententeile auch für längere Zeit aufbewahren.

Vorratslagerung im Keller

Wer das Glück hat, einen richtigen Keller in einem alten Haus zu besitzen, der nicht aus Betonwänden, sondern aus Ziegeln oder sogar aus Lehm besteht, der kann darin für längere Zeit Nahrungsmittel, vor allem aber Obst und Gemüse aufbewahren.

In so einem Keller ist es möglich, ein richtiges Überwinterungsbeet anzulegen und die verschiedensten Gemüsesorten in Sand, Torf oder Sägespänen einzugraben. Wer das nicht will, der lagert das Gemüse in Regalen auf Stroh. Ein Sandbeet im Keller muss mindestens eine Höhe von 28 Zentimetern haben. Hier halten sich am besten frisch: Karotten (Mohrrüben), Sellerieknollen, rote Bete (rote Rüben) und Meerrettich (Kren). Kraut, Kohl und Gurken schichtet man besser auf oder legt sie in Regale.

▶ **Kartoffeln** bewahrt man am besten in Drahtgitterboxen oder in Lattenboxen auf, die an der Unterseite eine Öffnung haben, aus der man die benötigte Kartoffelmenge praktisch entnehmen kann. Kartoffeln brauchen zum Lagern vor allem Trockenheit, sonst entwickeln sie zu viele Triebe.

▶ **Zwiebeln** bewahrt man in Netzsäcken auf, oder man bindet Zwiebelzöpfe und hängt sie an einen trockenen Ort. Auf die gleiche Art wird Knoblauch aufbewahrt.

HEIMWERKEN HAT GOLDENEN BODEN

Kleinen Pannen im Haushalt sollte man nicht hilflos gegenüberstehen. Wer sich in solchen Situationen die Handwerker ersparen will, für den kommt früher oder später der Augenblick, in dem er Hammer, Kneifzange und Pinsel selbst in die Hand nehmen muss. Do-it-yourself ist heute eine beliebte Freizeitbeschäftigung geworden. Und das mit Recht, denn viele kleine Dinge gilt es auszubessern und zu reparieren, wenn der Haushalt nicht aus den Fugen geraten soll. Die häusliche Selbsthilfe hat außerdem den Vorteil, dass sie Spaß macht.

Grundwerkzeuge

Wenn Sie nicht gerade zwei linke Hände haben, ergreifen Sie die Axt und ersparen Sie sich den Zimmermann. Dafür brauchen Sie zunächst eine Grundausstattung für Ihren Werkzeugkasten. Für häusliche Selbsthilfearbeiten brauchen Sie: einen Hammer, eine Beiß- oder Kneifzange zum Ziehen von Nägeln und zum Durchtrennen von Drähten, eine Rohrzange für Installationsarbeiten, eine Kombizange zum Herausdrehen von Schrauben mit beschädigten Köpfen, eine Universalsäge, eine Handbohrmaschine mit einem kleinen Sor-

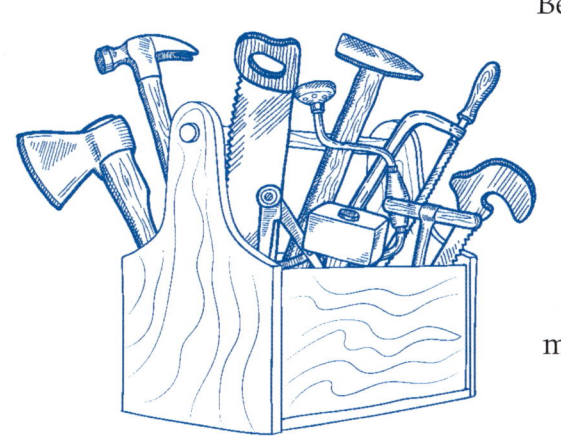

timent Spezialbohrer für Holz und Metall, einen Vorstecher zum Markieren von Nagel- und Schraublöchern in Holz, ein Handschlaggerät zum Löcherbohren in Ziegelstein- und Betonwände, einen Flachmeißel für gröbere Arbeiten am Mauerwerk, ein Stemmeisen für die Holzbearbeitung, eine Flachfeile, einen Hobel für kleinere Holzflächen, einen oder mehrere Schraubendreher, einen Spachtel für Maler- und Tapeziererarbeiten, Pinsel in allen Größen, ein Zentimetermaß (Zollstock), eine Wasserwaage, ein großes Lineal, Schleifpapier (Sand- oder Glaspapier), ein scharfes Messer, eine Schere, Bleistifte, ein Kännchen mit dünnflüssigem Maschinenöl, Nägel, Schrauben, Ösen, Haken, Dübel, Dichtungen für Wasserleitungsreparaturen und ein reichhaltiges Klebstoffsortiment.

Reparaturen

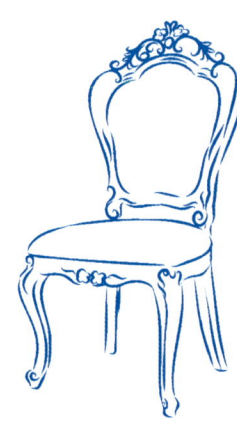

▶ **Wackelnde Tische und Stühle**: Immer wieder passiert es, dass ein Tisch oder ein Stuhl wackelt, weil die Verbindungen nicht mehr fest sind. Also muss neu verleimt werden. Ist es beim Stuhl ein lockeres Bein, nehmen Sie es sorgfältig heraus, entfernen Sie die alten Leimreste, umwickeln Sie den Zapfen entweder mit einem Nylonstrumpfrest, mit einem Zwirnsfaden oder mit einem Stück Papiertaschentuch. Dann erst tragen Sie den Leim auf und pressen das Tischbein wieder in die Öffnung.

▶ Sitzen Sie nicht länger an einem Tisch, der so wackelt, dass alles aus Tellern und Gläsern schwappt.

Dafür gibt es nur zwei Ursachen: Entweder ist der Fußboden uneben, dann suchen Sie einen neuen Standplatz für Ihren Tisch. Ist aber ein Tischbein kürzer als die drei anderen, gibt es nur zwei Möglichkeiten: Entweder Sie verkürzen die drei Tischbeine auf die Länge des kurzen vierten, oder Sie verlängern das eine Bein, dann behält der Tisch seine bisherige Höhe. Dafür besorgen Sie sich eine Tube Flüssigholz, geben davon in der Dicke des Tischbeins etwas auf ein Stück Papier und schieben alles unter das Tischbein, wobei Sie die Kittmasse mit der Unterseite des Beins verkneten. Wenn die Masse getrocknet ist, schneiden Sie die überstehenden Kittreste mit einem scharfen Messer weg, reiben die unebenen Ränder mit Glaspapier glatt und gleichen die Farbe des künstlichen Beinstückes mit Beize der der restlichen Tischbeine an.

▶ Wer seine Werkzeuge selten verwendet und nicht fachgerecht lagert, wird eines Tages feststellen, dass der **Rost** daran nagt. Das kann man verhindern, indem man einige Mottenkugeln oder Tafelkreidestücke in den Werkzeugschrank legt. Beides saugt die Feuchtigkeit auf, und der Rost hat keine Chance.

Tipp
Sie können Werkzeuge und Gartengeräte auch dünn mit Autowachs einreiben. In einer Sandkiste sind Ihre Geräte ebenfalls rostgeschützt.

- Und so entrosten Sie ein Werkzeug mit einem Spezialmittel, das Sie selbst herstellen: 1 EL Salz, 1 EL Essig und 8 EL Kleie werden mit heißem Wasser vermengt. Damit werden die rostigen Teile abgerieben, anschließend mit warmem Wasser gesäubert.

- Schlagen Sie jeden **Nagel** ganz leicht schräg ein, und zwar immer abwechselnd mit linker und rechter Schräglage.

- Damit das Holz, in das der Nagel eingeschlagen werden soll, nicht splittert, klopfen Sie vorher mit dem Hammer etwas auf die Nagelspitze. Große Nägel lassen sich leichter einschlagen, wenn man sie vorher mit Seife oder Öl glatt macht.

- Wer sich beim Nageln immer wieder auf die Finger klopft, sollte sich ein schmales Stück Holz – am besten ein Stück Spanplatte – basteln, das einen Schlitz in Nageldicke hat. Sie stecken nun den Nagel durch den Schlitz und halten ihn beim Einschlagen sozusagen an einem „verlängerten" Finger – nämlich an dem Brettchen – fest, das Sie kurz vor dem letzten Hammerschlag wegziehen.

- Nagellöcher an Wänden füllen Sie am besten sofort mit Flüssigholz. Kleine Wandlöcher sind nämlich ein beliebter Sammelplatz für Ungeziefer.

- Wer den Hammer beim Nageln eher beim Hammerkopf und nicht am Stielende hält, wird nicht sehr erfolgreich arbeiten.

- Bevor Sie einen Nagel in Holz einschlagen, sollten Sie vorher mit einem Nagel- oder Spiralbohrer vorbohren.

- Wenn Sie mit einer Zange einen Nagel aus einer Holzwand herausziehen wollen, sollten Sie zwischen Holz und Zangenkopf einen Stoffrest legen, damit am Holz keine hässlichen Druckstellen entstehen.

- Wenn ein Nagel locker ist, ziehen Sie ihn heraus, stopfen ein Stück Papiertaschentuch ins Nagelloch – oder umwickeln Sie die Nagelspitze mit etwas Watte und Klebstoff. Am einfachsten ist es, auf die Watte etwas Zahnpasta zu geben und diese mit dem Nagel ins Nagelloch zu pressen.

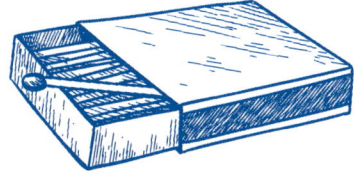

- Wenn irgendwo im Haus eine **Schraube** von selbst locker wird, geben Sie ein Streichholz oder irgendein anderes Stück Weichholz in das Schraubenloch und drehen Sie die Schraube wieder ein.

Tipp

Ärgern Sie sich, wenn der Schraubendreher bei der Arbeit abrutscht? Ein Hausmittel: Die Kante mit etwas Kreide einreiben

- Wenn sich eine Schraube nicht lösen will, erhitzen Sie den Schraubenzieher. Sie werden sehen, es klappt. Sie können aber auch ein paar Tropfen Wasserstoffsuperoxyd auf die hartnäckige Schraube geben.

- In Beton- und Ziegelmauern dürfen Sie Dübellöcher nur mit einer Schlagbohrmaschine oder einem Hartbohrer anbringen. Der Bohrlochdurchmesser und die Bohrtiefe müssen der Dübelgröße genau entsprechen. Hat der Dübel zu viel Spielraum, garantiert er keine haltbare Befestigung.

- Sicher wollen Sie vermeiden, dass keramische Fliesen beim Bohren eines Dübellochs zerspringen. Daher sollte man sie nur mit abgeschalteter Schlagautomatik durchbohren. Diese darf erst wieder eingeschaltet werden, wenn Sie das dahinter liegende Mauerwerk erreicht haben.

- Bevor Sie die Schraube in die Wand drehen, sollten Sie sich vergewissern, ob an dieser Stelle nicht eine Stromleitung vorbeiführt. Zu diesem Zweck sollte jeder Haushalt über ein handliches Metallsuchgerät verfügen, dessen Lämpchen anzeigt, wenn man sich einer kritischen Stelle nähert.

Tipp
Einen alten Dübel holen Sie am besten mit einem Korkenzieher aus der Wand.

▶ Wenn der **Abfluss** streikt und das Wasser aus dem Waschbecken nicht mehr abläuft, stellen Sie einen Eimer unter den Geruchsverschluss (Siphon), öffnen Sie ihn und versuchen Sie, mit Hilfe eines Drahtstücks die Rückstände im Abflussrohr zu lockern. Spülen Sie nachher kräftig durch. Nach dem Zusammenbau des Geruchsverschlusses können Sie auch eine Lösung, die aus 4 EL Salz und 4 EL Natron aus der Drogerie besteht, einfüllen und anschließend mit Wasser nachspülen.

▶ Wenn Sie ab und zu etwas starken Schwarztee in den Abfluss gießen, verhüten Sie sehr wirksam zu häufige Verstopfungen. Die im Tee enthaltenen Gerbsäuren lösen nämlich den angesammelten fettigen Schmutz auf.

Tipp

Abflussgerüchen beugen Sie vor, wenn Sie ab und zu 1 EL Borax in den Abfluss geben und mit Wasser nachspülen.

▶ Ein **tropfender Wasserhahn** stand sicher bei vielen am Anfang ihrer Do-it-yourself-Karriere. Das störende Tropfgeräusch können Sie zunächst ganz einfach beseitigen: Binden Sie an den Wasserhahn eine Schnur. So rinnt der Tropfen lautlos, der Schnur entlang, in den Abfluss.

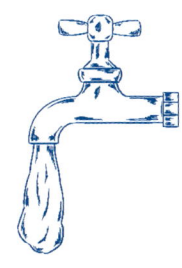

- Wer sich jedoch an die schwierige Wasserhahnreparatur wagt, sollte genau wissen, wie ein Wasserhahn überhaupt funktioniert und woraus er besteht. Ein einfacher Auslaufhahn hat folgende Teilstücke: oben der Hahngriff, darunter die Stopfbuchse, einen O-Ring als Dichtung, das Hahnoberteil, die Hahnspindel, die sich bei der Linksdrehung des Griffs anhebt und so das Wasser freigibt, die Hahnscheibe, die wichtigste Dichtung überhaupt, und den Ventilsitz. Wenn also der Hahn tropft, muss man genau beobachten, wo das Wasser austritt. Tritt das Wasser an der Verschraubung der Stopfbuchse aus, versuchen Sie, die Schraube vorsichtig anzuziehen. Bringt das keinen Erfolg, muss wahrscheinlich der O-Ring ausgetauscht und erneuert werden. Sorgen Sie also für das Absperren des Wasserzuflusses (Absperrventil zudrehen), weil Sie bei geöffnetem Hahn arbeiten. Den O-Ring können Sie sehen, wenn Sie das Oberteil des Wasserhahns mit einer Pumpenzange abschrauben.

- Tritt das Wasser zwischen Oberteil und Armatur aus, muss nur der Oberteil des Hahns angezogen werden. Hilft das nicht, dann muss an dieser Stelle die Dichtung erneuert werden.

- Tropft das Wasser direkt aus der Auslauföffnung des Hahns, dann liegt der Fehler bei der Hahnscheibe. Um diese auszuwechseln, muss das Oberteil herausgeschraubt werden. Die Hahnscheibe ist am unteren Ende der Spindel mit einer Schraube oder einer Feder befestigt. Besorgen Sie sich also eine entsprechende Hahnscheibe mit der notwendigen Schraube (Feder).

▶ Bei Wandarmaturen mit Schwenkauslauf kann die Verschraubung des Arms leicht undicht werden. Hier tritt zwar das Wasser nur dann aus, wenn ein Hahn geöffnet wird. Für eine bessere Verschraubung sollten Sie dennoch sofort sorgen. Sobald Sie die Mutter aufgeschraubt haben, können Sie den Schwenkarm anheben, den Dichtungsring herausheben und ersetzen.

Tipp

Damit das Waschbecken beim Hantieren mit dem Werkzeug keinen Kratzer abbekommt, sollten Sie es auf alle Fälle mit einem Tuch schützen.

▶ Wenn das Sieb des Perlator-Aufsatzes verkalkt ist, kochen Sie den abgeschraubten Aufsatz (ohne die Gummidichtung) in Essigwasser oder legen Sie ihn einfach in etwas Kalkentferner.

▶ Ein **verstopftes WC** kann mit einer Saugglocke gereinigt werden. Wenn das nicht hilft, sollten Sie es mit einem kräftigen Hakendraht versuchen. Besser jedoch funktioniert der sogenannte „WC-Bohrer", eine biegsame Reinigungsspirale mit einer Kurbel am Ende.

- ▶ Für freien Durchgang im WC-Becken kann auch eine andere Methode sorgen: Spülung betätigen, bis das Becken gefüllt ist. Der Wasserdruck löst meistens das Problem. Auch Sodalauge, die in den WC-Abfluss geschüttet wird, ist ein bewährtes Mittel gegen verstopfte WC-Becken. Nachher muss gründlich durchgespült werden.

- ▶ Das **Einfrieren der Wasserleitung** kann verhindert werden, wenn man die Auslaufhähne in feinem Strahl fließen lässt.

- ▶ Ist die Wasserleitung eingefroren, sollten Sie Auftauversuche grundsätzlich am geöffneten Wasserhahn oder Leitungsablauf beginnen und erst von hier aus auf die durch den Frost blockierte Strecke übergehen. Die einfachste Art, eine eingefrorene Leitung aufzuwärmen, sind in heißes Wasser getauchte Tücher. Dies muss oft wiederholt werden. Auch eine aufgetragene Schicht ungelöschter Kalk, mit einem Lappen umwickelt, der mit Wasser befeuchtet wird, kann das Problem lösen. Durch die Feuchtigkeit beginnt der Kalk das Leitungsrohr zu erhitzen. Wesentlich dabei ist, dass die Leitung über eine lange Strecke bestrichen werden muss und nicht an einer Stelle plötzlich zu stark erhitzt wird.

Tipp

Schützen Sie beim Umgang mit ungelöschtem Kalk Ihre Hände mit Gummihandschuhen und Ihre Augen mit einer Schutzbrille.

Der Umgang mit Farbe & Pinsel

Der Umgang mit Farbe und Pinsel gehört zu den Arbeiten, an die sich der Heimwerker am leichtesten heranwagt. Das Anstreichen der eigenen vier Wände kann jedoch nur gemeistert werden, wenn man sich vorher ein Grundwissen über Farben, Bürsten, Pinsel, Untergrund usw. aneignet. Arbeitet man beispielsweise mit einem Pinsel, muss kräftig von oben nach unten gestrichen werden. Nach jeder Farbentnahme muss der Pinsel am Farbtopfrand abgestreift werden.

▶ Bei **größeren Wand- und Deckenflächen** benützt man anstelle des Pinsels eine Rollstreichbürste, auch Lammfellroller genannt. Sie muss nach dem Eintauchen in den Farbtopf immer wieder abgestreift werden, um Farbspritzer zu vermeiden. Mit dem Roller streichen Sie beim Erstanstrich immer von unten nach oben und die Zimmerdecke von den Wänden aus nach der Deckenmitte zu.

▶ Wenn Sie mit dem Roller leicht in Zickzacklinien fahren, können Sie die Farbe besser verteilen.

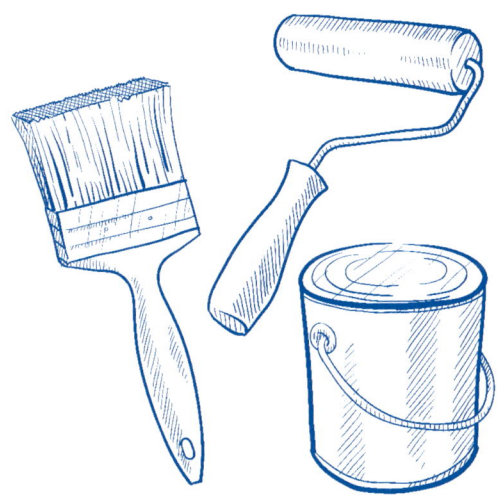

- Beim Schlussanstrich müssen Sie dann gleichmäßige Rollzüge durchführen: von oben nach unten, von der Deckenmitte zu den Wänden.

- Hat die Zimmerdecke, die Sie streichen wollen, Schmutzflecken, dann kratzen Sie zunächst einmal den alten Abstrich ab und bepinseln Sie alles mit Gipswasser. Für 2 l Wasser braucht man 2 bis 3 EL Gips. Lassen Sie die Zimmerdecke langsam trocknen und tragen Sie dann die neue Farbe auf.

- Bei feuchten Wänden verfahren Sie folgendermaßen: Den Raum vorher gut lüften. Dann mit einer Mischung aus 5 l Wasser und 50 g Kernseife streichen, anschließend mit einer Alaunlösung bepinseln. Drei Tage trocknen lassen, und dann erst streichen.

- Beim Streichen von **Treppen** die begangen werden, streichen Sie erst nur jede zweite Stufe und warten, bis diese trocken sind. Dann streichen Sie die anderen Stufen.

- Beim Anstrich von **Metallobjekten** im Freien und im Haus müssen Sie vorher einen Rostentferner auftragen, dann erst den Grundanstrich ausführen, trocknen lassen und anschließend Lack auftragen. Es ist sehr wirksam, die Metallobjekte vor dem Lackieren mit etwas heißem Leinöl zu streichen. Dadurch hält der Lack um Jahre länger.

- Wenn die **Heizkörper** der Zentralheizung gestrichen werden müssen, so darf der Heizkörperlack nur ganz dünn aufgetragen werden. Dicke Lackschichten lassen die Wärme schlecht durch.

Tipp

Wenn Sie eine Zimmerdecke streichen, so schützen Sie Ihr Haar durch einen alten Hut oder eine Mütze vor Farbtropfen.

▶ Und was ist mit den **Türen**? Versuchen Sie doch einmal, Ihre Türen selbst zu streichen. Das ist nicht so kompliziert, wie es scheint. Dafür muss die Tür ausgehängt und auf zwei Holzböcke gelegt werden. Schaben und reiben Sie zuerst die alten Farbreste mit dem Spachtel ab und bessern Sie die Löcher und Risse mit Holzkitt aus. Dann erst tragen Sie den Neuanstrich mit einem Schaumstoffpinsel auf, und zwar zuerst der Breite, dann der Länge nach. Die Farbe darf nur dünn aufgetragen werden! Erst am nächsten Tag darf die zweite Türseite gestrichen werden. Nachdem der Erstanstrich getrocknet ist, wird die Tür sorgfältig ein zweites Mal gestrichen.

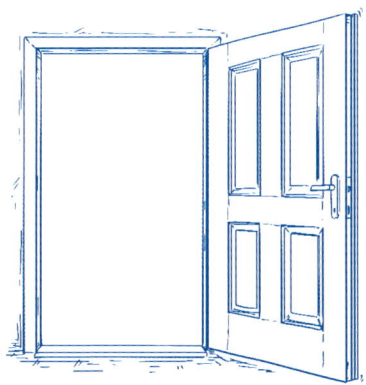

▶ Und die **Fenster**? Beim Fensteranstrich muss man besonders vorsichtig umgehen, damit das Fensterglas nicht zu viele Lackspritzer abbekommt. Hängen Sie die Fenster aus und legen Sie sie auf einen Tisch. Schützen Sie das Glas mit Packpapier oder Zeitungspapier und kleben

Sie es am Glas mit einem Klebestreifen so an, dass Sie mit dem Pinsel jeden Teil des Rahmens erreichen können. Sehr gut eignen sich auch Klebestreifen aus Krepppapier. Damit sollte man auch Fenstergriffe und -riegel vor Beginn der Arbeit überkleben.

▶ Wenn Sie **Tische oder Stühle** streichen, legen Sie diese auf eine mit Zeitungspapier geschützte Holzunterlage. So können Sie die einzelnen Beine der Möbelstücke bis zur untersten Kante anstreichen, ohne dass das Ganze an der Zeitung festklebt.

▶ **Pinselpflege**: Im Allgemeinen müssen Pinsel nach Arbeitsschluss in dem zur verwendeten Farbe gehörenden Lösungsmittel gereinigt werden. Besorgen Sie sich also vor den Anstricharbeiten auch die notwendigen Lösungsmittel.

▶ Haben Sie das vergessen, geben Sie den verwendeten Pinsel auf alle Fälle in kaltes Wasser oder wickeln Sie ihn in Alufolie ein. Er bleibt dann mindestens vier Tage verwendungsfähig.

▶ Nach dem Reinigen im Lösungsmittel wird der Pinsel sorgfältig abgetrocknet und an einem trockenen Ort aufbewahrt. Heute gibt es allerdings

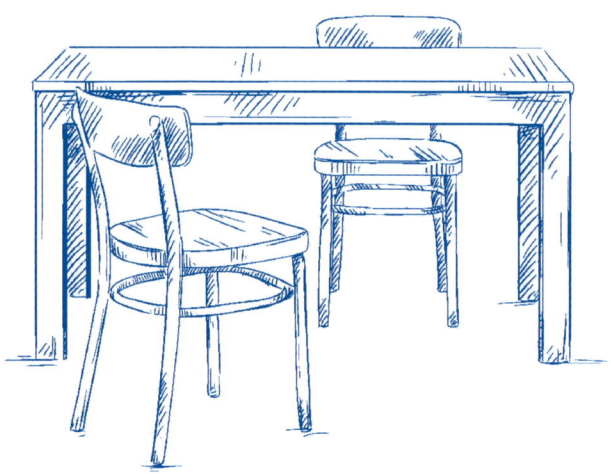

schon Lacke und Farben (Wasserlacke), bei denen es genügt, den verwendeten Pinsel unter fließendes Wasser zu halten.

▶ Wenn Sie Ihren Pinsel längere Zeit nicht benutzen, bewahren Sie ihn in einem leeren Marmeladenglas auf, in das Sie Terpentinersatz oder Wasser geben.

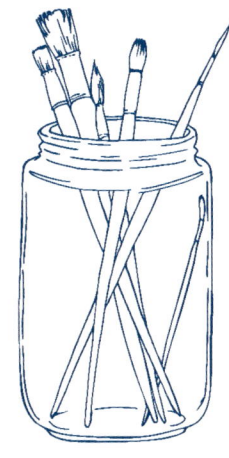

Tipp

Wenn die Pinselborsten vom Streichen verbogen sind, richten sie sich wieder auf, sobald man heißes Wasser darüberfließen lässt.

▶ **Angebrochene Farben** werden mit dem Dosendeckel nach unten auf ein Regal gestellt und aufbewahrt. Das schützt sie vor dem Austrocknen.

▶ Jetzt ist der **Fußboden** dran. Wenn ein Plastikbodenbelag oder Linoleum eine Beule hat und sich hebt, muss an dieser Stelle mit einem scharfen Messer ein Kreuzeinschnitt gemacht werden. Heben Sie die Teile vorsichtig an, bestreichen Sie die Rückseiten mit einigen Tropfen Kontaktkleber, drücken Sie das Ganze an und beschweren Sie es bis zum Trocknen.

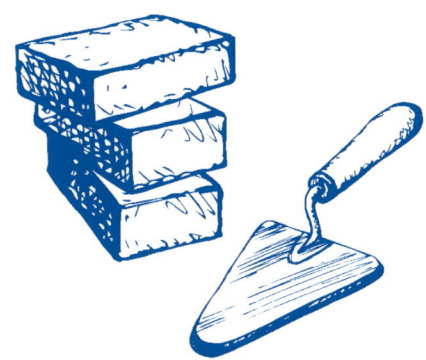

- Risse in einem Steinfußboden, im Keller oder in der Waschküche werden sauber ausgekratzt und sorgfältig vom lockeren Material gesäubert. Nun bestreichen Sie alle Kanten mit einem Haftanstrichmittel und rühren Sie aus einem Teil Zement, drei Teilen feinem Sand und wenig Wasser einen Zementmörtel an, mit dem Sie mit einem Spachtel Risse und Löcher ausbessern. Nach dem Trocknen muss die Stelle mit Schleifpapier oder Bimsstein abgeschliffen werden.

- Ritzen in Holzfußböden entstehen durch Austrocknen. Wenn sie nicht breiter als 2 mm sind, können sie mit Holzkitt oder Flüssigholz repariert werden. Breitere Risse werden mit kleinen, passend zurecht gehobelten Leisten ausgebessert, die in die sauberen Fugen geleimt werden. Sie sollten sie etwas überstehen lassen und sie nachträglich hobeln oder schleifen. Außerdem muss die neue Leiste der Farbe des Fußbodens angepasst werden.

- Wenn der Holzfußboden knarrt, dann müssen Sie versuchen, knarrende Dielenbretter neu zu befestigen. Wenn es nicht anders möglich ist mit Nägeln, am besten eignen sich dafür jedoch sogenannte Senkkopfschrauben. Diese sollten so eingedreht werden, dass der Schraubenkopf 2 bis 3 mm unter der Holzoberfläche verschwindet. Die Löcher werden danach mit farblich passendem Holzkitt verschlossen.

Teppichboden verlegen

- Wenn Sie einen Teppich von Wand zu Wand ohne Kleben verlegen wollen, so legen Sie am besten Korkfilzpappe darunter und versehen Sie eventuelle Stoßflächen an der Unterseite mit Klebeband. So können die einzelnen Teppichbahnen nicht verrutschen und keine Wellen schlagen.

- Verwenden Sie nur ein hochwertiges Doppelklebeband, das sowohl auf dem Fußboden als auch an den Teppichrändern klebt. Beim Verlegen mit doppelseitigem Klebeband wird der Teppich vorher genau zugeschnitten. Dann erst schlägt man den Teppich zurück und klebt das Band dort, wo die Teppichränder liegen, auf den Fußboden. Anschließend wird der Teppich auf das Klebeband geklappt und festgedrückt oder mit einem Filzhammer festgeklopft..

- Wird der Teppich vollflächig verklebt, müssen zunächst die Bahnen zugeschnitten und ausgelegt werden. An den Nähten klappt man die Bahnen auseinander, streicht den Boden mit Kleber ein und drückt den Teppich darauf. Dann wird die andere Hälfte der Teppichbahnen nach demselben Verfahren vollflächig festgeklebt.

- An den Wänden müssen Sie die Ränder mit einem scharfen Messer präzise zuschneiden.

Wandrisse

In Altbauten wie in Neubauten können plötzlich Risse an den Wänden und Decken auftreten. Auch diese können Sie selbst ausbessern!

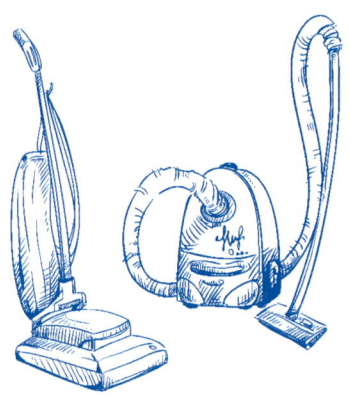

▶ Zuerst muss der Riss mit einem kleinen Meißel oder Spachtel sauber ausgekratzt werden. Staub und Sand werden mit einem Pinsel entfernt. Auch der Staubsauger (feine Düse) leistet dabei gute Dienste. Die Reparaturstelle wird gründlich angefeuchtet und anschließend eine Gipsmischung angesetzt. Zu diesem Zweck wird ein Gipsgefäß zur Hälfte mit Wasser gefüllt. Dann streut man Baugips hinein, bis das Wasser keinen weiteren Gips mehr annimmt. (Wenn trockener Gips an der Wasseroberfläche schwimmt, ist es so weit). Die Mischung bleibt zwei Minuten stehen, wird durchgerührt und kann nun mit einem Spachtel oder einer kleinen Kelle in den Riss gefüllt werden. Den Gips müssen Sie fest in den Riss drücken und die Oberfläche mit dem

Tipp

Die Gipsarbeit muss in zehn Minuten beendet sein, weil der Gips danach zu erhärten beginnt.

Spachtel glätten. Nach etwa drei Stunden können Sie die Stelle mit Glaspapier oder Bimsstein abschleifen. Nachdem Sie den ausgebesserten Riss mit einer Seifenlösung oder mit einem Kunstharzbinder bestrichen haben, können Sie die Stelle überstreichen oder mit einem Tapetenrest überkleben.

Tapeten ausbessern

▶ Wenn in der Tapete ein Loch oder ein Fleck ist, hilft eigentlich nur das Auswechseln des Tapetenstücks. Dafür benötigen Sie einen Tapetenrest. Dieser Rest muss größer zugeschnitten werden als notwendig, dann erst wird er eingekleistert und aufgeklebt.

▶ In so einem Fall ist es aber vorteilhafter, eine ganze Tapetenbahn auszuwechseln, weil die Tapete an der Wand meistens ausgebleicht, die ausgebesserte Tapete an der Wand jedoch farbfrisch ist.

▶ Tapeten lassen sich leichter von der Wand ziehen, wenn sie mit einer Mischung, die zu gleichen Teilen aus Essig und Wasser besteht, mit einem Pinsel angefeuchtet werden. Mit einem Spachtel können sie mühelos abgezogen werden.

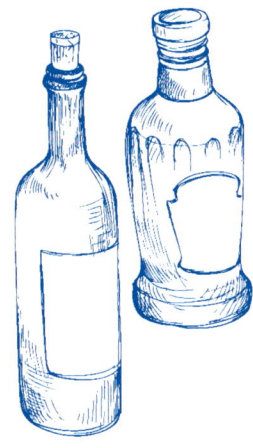

> **Tipp**
> Im Handel gibt es auch speziellen Tapetenlöser, mit dessen Hilfe sich die Tapeten in der Regel sehr leicht abziehen lassen.

- Wenn Sie über Ecken tapezieren wollen, müssen Sie mit der Tapete ziemlich großzügig über die Ecke gehen und die nächste Bahn direkt an der Ecklinie ansetzen. Außerdem muss sowohl die Eckwand wie auch die Tapete kräftig eingekleistert werden.

Holzwürmer

- Am wirkungsvollsten bekämpfen Sie den Holzwurm mit einer Mischung aus reinem Holzessig, Spiritus oder Salmiakgeist. Man spritzt diese Lösung in die Bohrlöcher.

Knarrende Türen

- Wenn eine Zimmertür knarrt, müssen die Türangeln dringend mit einem entsprechenden Öl (mit Grafitstaub vermischt) geölt werden. Oder Sie reiben die betreffende Stelle mit Paraffin ein.

- Wenn Sie eine Zimmertür wieder einhängen müssen, sollten Sie den Stift des unteren Scharniersets etwas abfeilen.

▸ Lässt sich der Schlüssel im Türschloss nur schwer drehen, waschen Sie ihn in warmem Seifenwasser und reiben ihn, sobald er trocken ist, mit etwas Paraffin ein.

Rolladengurte

▸ Um zu verhindern, dass das Gurtband des Rollladens immer wieder reißt, muss man es gleich zu Beginn mit den Resten einer weißen Kerze einreiben. Wenn Sie das jedes halbe Jahr einmal machen, verlängern Sie das Leben des Gurtbandes.

Klemmende Fenster

▸ Ein klemmendes Fenster, das mit der Unterkante auf dem Blendrahmen aufsitzt, wird durch das Einlegen von Metallringen angehoben. Klemmt es dann an der Oberseite, muss diese mit Schleifpapier etwas abgeschliffen werden.

▸ Bei undichten Fenstern kleben Sie Filz- oder Schaumstoffstreifen in den Falz.

Umgang mit der Säge

➤ Sägen Sie ein Stück Holz niemals nach Augenmaß, sondern immer nach einer angezeichneten Schnittlinie. Erst neben dieser Linie beginnt das Wegsägen. Verletzen Sie beim Sägen niemals diese Linie, sondern schneiden Sie dicht daneben.

Tipp

Greifen Sie niemals mit der Hand, mit der Sie das Werkstück halten, an die Säge.

➤ Anfängern kann es passieren, dass die Säge ihre eigenen Wege schneidet. Drehen Sie dann das Werkstück einfach um und beginnen Sie von der anderen Seite einen neuen Schnitt.

➤ Reiben Sie die Säge vor dem Schneiden mit Wachs ein. Dann läuft sie besser.

Wenn Sie dünne Holzplatten sägen wollen – etwa Sperr- oder Furnierholz –, sollten Sie über der Schnittstelle einen Kunststoffklebestreifen anbringen. Dann kann das Holz beim Schneiden nicht splittern.

Wenn das Licht ausgeht

Wenn das Licht ausgeht, ist meist eine Sicherung durchgebrannt. Der Grund dafür ist eine Überlastung des Netzes. Entweder wurde einer der Stromkreise zu hoch belastet, oder ein schadhaftes Elektrogerät hat einen Kurzschluss verursacht. In diesem Fall muss die Fehlerquelle vom Netz getrennt werden.

▶ Die meisten Haushalte haben heute Dauersicherungen. Diese arbeiten mit einem magnetischen System, das einen empfindlichen Schalter auslöst, sobald Überspannung im Stromkreis auftritt. In diesem Fall genügt es, die Sicherung nach Beseitigung der Fehlerquelle wieder einzudrücken bzw. einzuschalten.

▶ Haben Sie trotzdem kein Licht in der Wohnung, muss der Elektroinstallateur her.

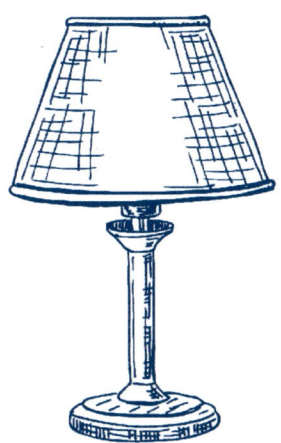

Was man sonst noch wissen sollte

- Wenn **Dachrinnen** undicht sind und an Lötstellen Wasser durchlassen, können sie mit Flüssigaluminium aus einer Tube abgedichtet werden.

- Wenn der Schmelzüberzug der **Badewanne** schadhaft ist, wird die beschädigte Stelle mit etwas Flüssigemail bestrichen.

- Wenn in einer Wohnung **Fugen** undicht sind, beispielsweise zwischen Badewannenrand und Fliesen, an Fenstern, Türen und Mauerwerk, dann dichtet man diese mit dauerelastischen Dichtungsmassen (z. B. aus Silikonkautschuk) ab.

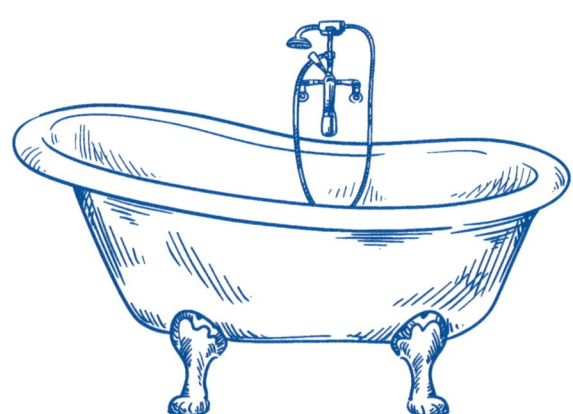

RICHTIG PUTZEN

Möbelpflege

Man kann Möbel auch „zu Tode" pflegen. Legen Sie also keinen übertriebenen Putzfimmel an den Tag. Erkundigen Sie sich bereits beim Kauf eines Möbelstücks, welches Pflegemittel dafür das richtige ist.

- **Flechtwerk, Rattan** und stark **profilierte Holzflächen** sollten trocken gereinigt werden. Wenn Sie diese Flächen feucht reinigen, besteht die Gefahr, dass Feuchtigkeit ins Holz eindringt. Wenn Sie Holzflächen an Möbeln feucht abwischen, dann müssen Sie sofort trocken nachwischen.

- **Furnierte Möbeloberflächen** sollte man keinesfalls feucht säubern. Wurde eine Flüssigkeit auf eine furnierte Oberfläche verschüttet, muss sie so rasch wie möglich weggewischt werden. Geschieht das nicht sofort, können Farbveränderungen auftreten.

- Jedes Möbelpflegemittel sollte nur sehr sparsam verwendet werden. Stellen Sie Ihre Möbelpolitur selbst her. Hier das Rezept dafür: Ein Drittel Terpentin, ein Drittel Leinölfirnis (aus dem Farbenfachgeschäft) und ein Drittel Essig werden gut gemischt und geschüttelt. Und schon können Sie das Poliermittel mit einem weichen Tuch auftragen und mit einem sauberen Lappen nachreiben.

Tipp

Apfelessig ist ebenfalls ein vorzügliches natürliches und unschädliches Möbelpflegemittel.

▶ Etwas schwierig wird es, wenn man verzierte, geschnitzte und gedrechselte Möbelteile polieren will. Hier ein Tipp, der Ihnen manche Mühe erspart: Tauchen Sie einfach einen Pinsel in die Politur, lassen Sie ihn abtropfen und polieren Sie die schwer zugänglichen Möbelstellen.

▶ **Bambusmöbel** sehen sehr hübsch aus. Aber sie verstauben und verschmutzen schnell. Dafür ein spezieller Pflegetipp: Lösen Sie etwa zwei Handvoll Kochsalz in einem Eimer Wasser auf und bürsten Sie damit die Möbel sauber. Bambusmöbel können auch mit warmem Seifenwasser, in das ein Teelöffel Salmiakgeist gegeben wird, gereinigt werden.

▶ Bei **Brandlöcher**n in den Möbeln muss die verkohlte Stelle mit einem scharfen Messer ausgekratzt werden. Danach wird mit Glaspapier nachgeputzt und Holzkitt in der entsprechenden Farbe in das Brandloch gegeben. Streichen Sie das Ganze glatt, und lassen Sie den Kitt trocknen. Zum Schluss glattschleifen und nachpolieren.

▶ **Kratzer** auf Möbeloberflächen sollten sofort ausgebessert werden. Achtung: In Richtung der Holzstruktur arbeiten! Handelt es sich um ein Möbelstück aus Nussholz, dann schälen Sie eine frische Walnuss, halbieren Sie den Nusskern und reiben Sie mit der Bruchstelle den Kratzer ein. Bei einem Mahagonimöbel übermalen Sie den Kratzer mit einem dunkelbraunen Stift. Sie können aber auch das ganze Möbelstück mit braunem Wachs polieren. Kratzer auf rotem Mahagoni lassen sich mit Jodtinktur wegzaubern. Bei Ahornmöbeln tragen Sie mit einem Haarpinsel eine Mischung auf, die aus einem Teil Jodtinktur und einem Teil denaturiertem Alkohol besteht. Kratzer in Teakholz reibt man mit einer Mischung ein, die zu gleichen Teilen aus Terpentin und Leinölfirnis hergestellt wird.

Tipp

Grundsätzlich kann man alle leichten Kratzer an Möbeln mit etwas weißer Vaseline bestreichen und diese 24 Stunden einwirken lassen, dann abreiben und nachpolieren.

▶ Wer kennt nicht die hässlichen Spuren von **Wasserflecken** auf Möbeln? Da hilft eine „Zauberpaste", die jeder selbst herstellen kann. Verrühren Sie etwas Butter mit Zigarettenasche und tragen Sie diese Mischung auf die Wasserflecken oder Wasserringe auf. Mit einem angefeuchteten Tuch nachbehandeln. Eine Behandlung mit Petroleum schafft ebenfalls wirksame Abhilfe, falls der Geruch nicht als störend empfunden wird. Auch hier nachpolieren.

▶ Wenn am Holz **Druckstellen** entstanden sind, legen Sie auf die betreffende Stelle einen Lappen, der mit heißem Wasser angefeuchtet wurde. Immer nur kurz auflegen und sofort wieder wegnehmen. Wiederholen Sie diesen Vorgang so lange, bis die Druckstellen verschwinden.

▶ Warmes Bier eignet sich bestens zum Auffrischen für alte **Eichenholzmöbel**. Nach der „Bierbehandlung" muss das Holz nachgetrocknet werden.

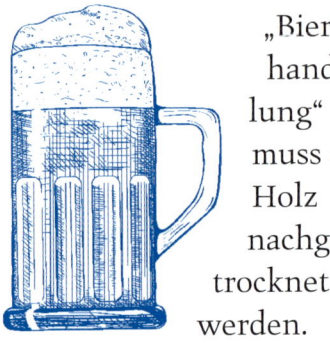

Tipp

Leimreste auf Möbeln lassen sich am besten mit etwas Gesichtscreme oder Speiseöl entfernen.

▶ **Korbmöbel** werden nicht unansehnlich, wenn sie regelmäßig mit warmem Salzwasser abgewaschen, mit Zitronenöl eingerieben und im Winter in einem Raum, in dem ein Luftbefeuchter für ausreichend Luftfeuchtigkeit sorgt, abgestellt werden.

▶ Ein Problem in manchen Haushalten sind **Haustierhaare** auf den Polstermöbeln. Fahren Sie mit einem Kleiderroller, mit feuchten Händen, mit einem feuchten Schwamm oder mit einer feuchten Nylonbürste über die „haarigen" Möbel.

- Frischen Sie die **Farbe** Ihrer Polstermöbel auf, indem Sie sie mit etwas Sauerkrautsaft einreiben.

- Stark verschmutzte **Polstermöbel** bürstet man mit einer Lösung, die aus Seifenwasser, etwas Gallseife und Salmiakgeist besteht. Danach müssen sie mit klarem Wasser nachgebürstet und mit einem sauberen Tuch trockengerieben werden.

Tipps für Teppiche und Böden

- **Flüssigkeiten** auf dem Teppich oder Teppichboden werden sofort mit einem sauberen, trockenen Frotteetuch aufgesogen. Dabei darf nicht gerieben werden, sonst wird der Fleck größer. Verwenden Sie einen Fleckentferner erst dann, wenn der Fleck eingetrocknet ist.

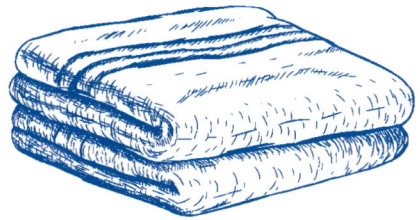

Tipp
Mineralwasser ist ein wirksamer Fleckentferner, der in fast jedem Haushalt verfügbar ist. Befeuchten Sie den Fleck mit Mineralwasser und reiben Sie mit einem trockenen Tuch nach. Hilft nur bei frischen Flecken!

- **Ältere Flecken** bedürfen einer speziellen Behandlung: In 1 l warmem Wasser werden 3 EL Essig und 2 EL Waschmittel vermischt. Damit wird die verschmutzte Stelle eingerieben, nachher mit einem sauberen Lappen aufgesogen. Man kann aber auch eine warme Waschmittellösung mit einer weichen Bürste auf den Fleck auftragen und trockenreiben. Ist der Fleck nicht verschwunden, muss der Vorgang wiederholt werden. Wachsflecken sollte man mit einem Löschblatt, über das mit einem leicht erwärmten Bügeleisen gestrichen wird (Temperaturregler auf Seide einstellen), behandeln.

- **Garten- und Straßenschmutzflecken** auf dem Teppich können Sie leicht entfernen, wenn Sie etwas Salz daraufstreuen. 20 Minuten einwirken lassen und das Salz dann mit dem Staubsauger aufsaugen.

- Einen **Kaugummi**, der auf dem Teppich landet, behandelt man mit einem Eiswürfel aus dem Tiefkühlfach. Der Eiswürfel wird in einem Plastikbeutel einige Minuten lang auf den eingetretenen Kaugummi gelegt. Der Kaugummi wird durch die Kälte hart und lässt sich ohne Mühe entfernen. Eventuell muss die Stelle mit einem Fleckentferner nachbehandelt werden.

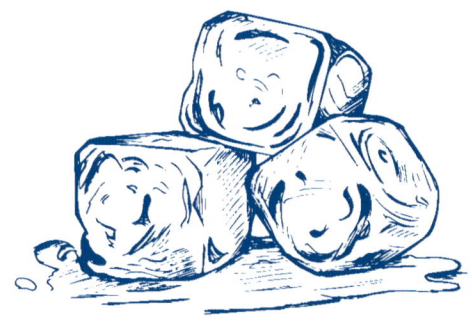

- **Rostflecken** auf Teppichböden behandeln Sie mit einer 16-prozentigen Zitronensäurelösung, die auf den Fleck geträufelt wird. Nach etwa 15 Minuten wird der Fleck mit einer Waschmittellösung nachbehandelt.

> **Tipp**
>
> Wenn Sie Ihren Teppich mit der Oberseite nach unten auf frischem Schnee ausklopfen, werden Sie sich wundern, wie sauber er wieder wird.

- Die Farben eines gereinigten Teppichs werden mit Essigwasser aufgefrischt.

- **Teppichkanten** richten sich manchmal auf und können böse Stürze verursachen. Damit Ihnen das nicht passiert, feuchten Sie die Teppichkanten an und beschweren Sie sie etwas, bis sie getrocknet sind. Sie können aber auch die Teppichkanten an der Unterseite mit Tischlerleim bestreichen. Teppichböden, die von Wand zu Wand verlegt und nicht geklebt sind, sollte man unbedingt an den aufgestellten Kanten mit einem Spezialkleber an den Fußboden kleben.

- **Versiegelte Holzfußböden** pflegen Sie am besten mit kaltem russischem Tee, **Terrazzoböden** mit Seifenwasser.

- Jeder **Kunststoffbelag** muss mit dem entsprechenden Pflegemittel behandelt werden.

- Matte **Kunststofffliesen** werden mit einem Steinpflegemittel behandelt, das hauchdünn aufgetragen wird, glatte Fliesen können mit klarem Wasser gepflegt werden.

- **Lackierte Holzfußböden** werden besonders schön, wenn sie einmal in zwei Wochen mit halb getrocknetem Kaffeesatz behandelt werden. Dabei wird der Kaffeesatz mit einem Lappen im Fußboden verrieben und nachträglich aufgesaugt.

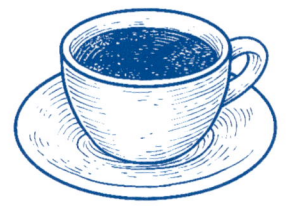

- **PVC-Beläge** reibt man mit warmem Seifenwasser ein und wäscht mit klarem Wasser nach.

- Bei **Malkreide-, Buntstift- und Ölkreideflecken** auf Linoleum- oder Kunststoffbelag ist Silberpolitur das einzige Mittel, das hilft, wenn andere versagen.

Tipp
Wenn der Fußboden knarrt, kann man Abhilfe schaffen, indem man etwas Talkpulver in die Fugen streut.

- **Kratzer** auf einem Holzfußboden entfernt man mit etwas Stahlwolle, die in Fußbodenwachs getaucht wurde.

Fenster putzen

- Reinigen Sie die **Fensterscheiben** niemals bei starker Sonnenstrahlung. Es gibt sonst Flecken und Streifen.

- Für schnelles Fensterputzen reicht zerknülltes Zeitungspapier. Spiritus und ein Leinenlappen bekämpfen auch den hartnäckigsten Schmutz auf Ihren Fensterscheiben.

- Hartnäckige Schmutzflecken auf Fensterscheiben muss man mit einem harten Plastikschwamm wegschrubben. Farbspritzer können Sie mit einer scharfen Rasierklinge oder mit der Kante einer Geldmünze wegkratzen.

Tipp

Wenn Sie in einen Eimer mit lauwarmem Wasser 1 Tasse Salmiakgeist, 1 Tasse Essig und 4 bis 5 EL Stärke geben und damit die Fensterscheiben putzen, werden sie blitzblank.

- Profilgläser mit Vertiefungen und Unebenheiten (Milchgläser) werden wieder klar, wenn Sie sie mit einer Lösung putzen, die aus Essig und grobem Salz besteht. Nach dem Auftragen muss diese Lösung abgewaschen werden. Weniger verschmutzte Milchglasscheiben können mit heißem Essigwasser abgewaschen werden.

- Geben Sie im Winter Frostschutzmittel (1 Tasse auf 1 l Wasser) in das Fensterputzwasser, und die Fensterscheiben bleiben frei von Eisblumen. In der kalten Jahreszeit kann man die Innenseite der Fensterscheiben auch mit etwas Glyzerin einreiben.

- Ein breiter Gummischaber oder Abzieher, wie er beim Reinigen von Autofenstern oder Duschwänden verwendet wird, verhindert, dass nach dem Fensterputzen Stoff- oder Papierfusseln das Fensterglas trüben.

- **Fensterrahmen** aus Holz und Kunststoff werden mit Seifenwasser gewaschen, Fensterrahmen aus Aluminium reinigt man mit Silberpolitur.

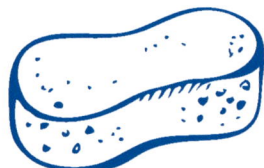

Rund ums Badezimmer

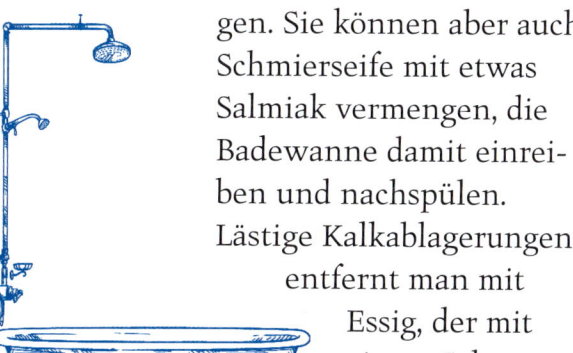

- Die **Badewanne** glänzt und ist sauber, wenn Sie sie nach dem Benutzen mit einem Geschirrspülmittel oder einem Geschirrspülpulver reinigen. Sie können aber auch Schmierseife mit etwas Salmiak vermengen, die Badewanne damit einreiben und nachspülen. Lästige Kalkablagerungen entfernt man mit Essig, der mit einem Schwamm aufgetragen wird.

Tipp

Der verblasste Emailbelag einer Badewanne wird aufgefrischt, wenn man ihn mit einer Lösung aus Terpentin und Salz einreibt.

- Wenn sich am **Waschbecken** oder an anderen Porzellangegenständen Schmutz festgesetzt hat, dann hilft folgendes Reinigungsmittel: In einen Eimer mit heißem Wasser werden Kernseifenstückchen gerieben. Man rührt kräftig um, damit sie sich auflösen, und mischt eine Tasse Waschbenzin dazu.

- Reinigen Sie die **Zahnputzbecher** alle zehn Tage mit einer warmen Kochsalzlösung, damit sich darin kein gelblicher Belag bildet.

▶ Wenn Sie Ihre **Armaturen** wieder auf Hochglanz bringen wollen, dann besprühen Sie sie mit etwas Zitronensaft und reiben mit einem weichen Tuch fest nach.

> **Tipp**
> Wenn der Schraubverschluss der Zahncreme klemmt oder verklebt ist, halten Sie das Tubenende unter heißes Wasser.

▶ Die **WC-Muschel** säubern Sie mit kochend heißer Waschlauge, die etwas einwirken muss, bevor die Muschel kräftig gebürstet wird.

▶ Reiben Sie die **Wandfliesen** im Badezimmer mit Autowachs ein und polieren Sie sie anschließend. Sie werden sich über den Glanz wundern!

Rund um die Küche

▶ **Keramikfliesen** in der Küche regelmäßig mit etwas Spiritus oder verdünnter Chlorbleiche abwischen, damit sie sauber sind und glänzen.

▶ Der dumpfe Geruch in **Küchenschränken**, in denen Lebensmittel gelagert sind, verflüchtigt sich, wenn sie regelmäßig mit einer Mischung aus Wasser und 3-prozentigem Wasserstoffsuperoxyd besteht gereinigt werden. Danach Küche lüften.

- **Messinggefäße** putzt man mit einem Gemisch aus Essig und Salz. Der Brei wird eingerieben und nach ein paar Minuten abgewaschen. **Zinngefäße** werden durch regelmäßiges Abreiben mit Bier wieder ansehnlich und blank.

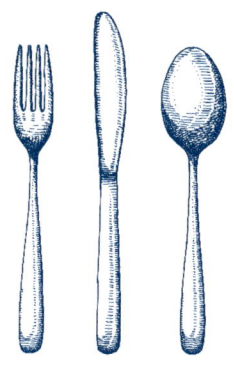

- **Silbergegenstände** reinigt man am besten, wenn man sie in eine große Schüssel legt, die mit Alufolie ausgekleidet wurde. Dann gibt man eine Handvoll Soda und kochendes Wasser dazu. Lassen Sie das Silber so lange in dieser Lösung, bis es ganz blank ist.

Tipp

Unliebsame Gerüche und Schimmelbildung im Kühlschrank und in der Brotdose verhindert man, indem man sie regelmäßig mit Essigwasser auswäscht.

- Wenn man in einer **Kaffeemühle** ab und zu Reis mahlt, verschwinden auch die letzten Reste vom gemahlenen Kaffee, die leicht ranzig werden.

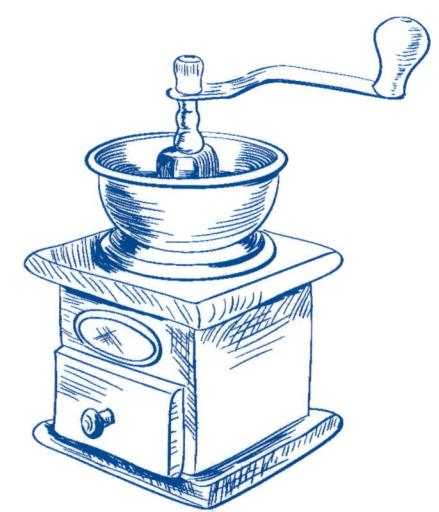

- Wenn **Kaffee- und Teekanne** innen einen braunen Belag bekommen haben, legen Sie eine Reinigungstablette, wie man sie für Zahnprothesen verwendet, in die Kanne, gießen Sie Wasser dazu und lassen Sie alles über Nacht stehen. Am nächsten Morgen kann die Kanne leicht gereinigt werden.

- Den **Mülleimer** reinigt man mit heißem Soda-oder Seifenwasser und spült ihn zum Schluss mit heißem Wasser aus.

- **Emaillierte Töpfe** werden ebenfalls mit heißem Soda- oder Seifenwasser gereinigt und mit klarem Wasser nachgespült.

- Kaffeesatz und frisches Wasser in einer Flasche bewirken, dass nach einigen Stunden unangenehme **Flaschengerüche** verschwinden.

- **Kristallglasgefäße**, die ihren Glanz verloren haben, reinigt man mit einer Boraxlösung (1 EL Borax auf 1 l Wasser) und reibt mit einem weichen Tuch nach.

- **Küchengefäße aus Stahl und Eisen** werden mit Öl eingerieben und danach mit Stahlwolle blank gerieben.

Tipp

Angebranntes in Kochtöpfen darf man nicht sauber reiben. Streuen Sie Waschpulver auf die angebrannte Stelle und lassen Sie das Gefäß ein paar Stunden stehen. Dann das Angebrannte mit dem Kochlöffel abkratzen..

- Ein **Backblech** reinigt man am besten mit Küchenkrepp, das man in Salz eintaucht. Auch Bratpfannen werden so behandelt.

- Verschmutzte **Plastikgefäße** werden wieder sauber, wenn man sie mit Chlorbleichenlauge übergießt und nach einiger Zeit gründlich abspült.

- **Plastikeimer und Gießkannen**, die innen stark mit Kalk belegt sind, können Sie bald wieder verwenden, wenn Sie den Kalk mit einem Schwimmbad-Kalkentferner wegbürsten. Beachten Sie aber dabei genau die Verdünnungsvorschriften der einzelnen Produkte.

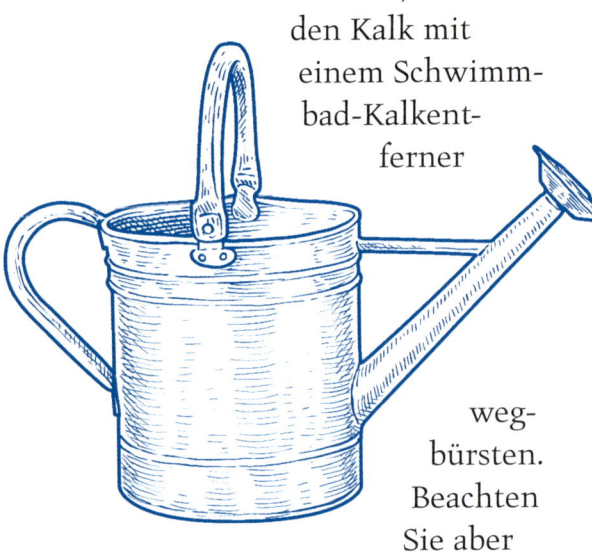

- Mancher hat das **Dampfbügeleisen** schon entsorgt, weil es in dem Gerät zu störenden Kalkablagerungen gekommen ist. Dabei lassen sich diese leicht entfernen, wenn man das Bügeleisen im Verhältnis 50 : 50 mit Wasser und Essig anfüllt und einige Minuten dampfen lässt. Die Mixtur bleibt noch einige Stunden im abgeschalteten Gerät. Jetzt spült man mit kaltem, klarem Wasser nach.

ENERGIE SPAREN

Fenster, Türen und Heizkörper

Wer Wärmeenergie in Haus und Wohnung sparen möchte, der muss vor allem darauf achten, dass **Fenster** und **Türen** gut schließen. Dazu muss man wissen: Der Wärmebedarf in Räumen hängt davon ab, welche Mengen kalter Luft einströmen. Bei alten, leider aber nur allzu oft auch bei neueren Häusern geschieht dies deshalb, weil Fenster und Fensterrahmen, Türen und Türrahmen nicht dicht schließen.

▶ Zur wirkungsvollen Abdichtung von Fenstern gibt es spezielle Dichtungsbänder oder Kunststoffleisten zu kaufen, die man auf den inneren Falz des Fensterrahmens kleben oder schrauben kann.

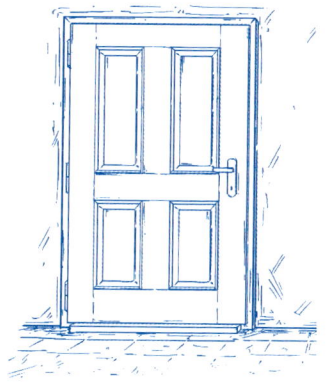

▶ Eine andere Möglichkeit zur Abdichtung bietet eine in Läden für Bauzubehör erhältliche elastische Kunststoffmasse, die man vorsichtig auf den Fensterfalz spritzt.

▶ Allein das Abdichten von schlecht schließenden Fenstern bringt je nach Lage des Hauses Energieeinsparungen zwischen drei und 13 Prozent.

- Auch für Türen gibt es selbstklebende Dichtungsbänder oder Kunststoffleisten. Beide sind aber nicht an der Türschwelle anzubringen. Daher sollte man für Türen eigene Fußbodendichtungen anschaffen. Bei Teppichböden sind Gummidichtungen, bei Parkett- oder Kunststoffböden bürstenartige Dichtungen besonders empfehlenswert.

> **Tipp**
>
> Wenn es um das Anbringen von Dichtungen geht: Lassen Sie sich Zeit. Nehmen Sie sich eine Hilfe dazu. Es geht beim Energiesparen oft um viel Geld..

- Vor dem Einbau neuer Fenster bzw. Fensterstöcke sollte man sich mit den Eigenschaften der verschiedenen angebotenen Fenstertypen vertraut machen. Holz ist ein bewährtes Material, muss aber alle fünf bis zehn Jahre neu gestrichen bzw. lasiert werden. Auch sollte es nicht zu sehr Sonne und Regen ausgesetzt sein, weil es dadurch zum gefürchteten Quellen bzw. Schwinden des Holzes kommen kann. Kunststofffenster mit Stahl- oder Aluminiumprofilen haben sich im Allgemeinen gut bewährt. Bei Aluminiumfenstern muss man bei tiefen Außentemperaturen mit unangenehmer Kondenswasserbildung im Raum rechnen, weshalb auch wärmegedämmte Aluprofile angeboten werden. Entscheidet man sich für kombinierte Fensterrahmen mit Holzrahmen, die mit Metall oder mit Kunststoff überzogen sind, sollte man vor allem auf gute Belüftung achten, weil sonst das Holz zu faulen beginnen kann. Für besonders Energiebewusste empfiehlt sich die Anschaffung von Fenstern mit zweifacher oder gar dreifacher Isolierverglasung, die einen höchsten Wärmeschutz garantieren. Der Mehrpreis macht sich auf die Dauer in jedem Fall bezahlt.

> **Tipp**
> Achten Sie beim Wärmeschutz nicht nur auf Fenster- und Türrahmen. Auch das Mauerwerk rundum kann Energiefallen enthalten.

- Achten Sie auch besonders auf undichte Stellen im Mauerwerk zwischen Fenster und Wand. Löcher oder Risse können Sie ohne großen Aufwand mit Gips oder Spezialkitt ausfüllen.

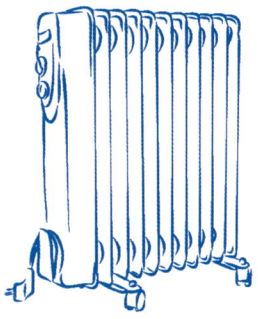

- **Heizkörper** von Zentralheizungen sind meistens an der Wand – sehr oft in Mauernischen – unter den Fenstern angebracht. Gerade hier aber kommt es zu hohen Wärmeverlusten.

Daher sollten Sie die Wandflächen hinter den Heizungskörpern durch Wärmeschichten von gut 3 cm Dicke isolieren. Ist dieser Raum zwischen Heizkörper und Wand nicht vorhanden, tut auch eine dünnere Dämmplatte, die mit Aluminium beschichtet ist, gute Dienste, weil Aluminium einen Großteil der Wärmestrahlung reflektiert. Man kann mit dieser Maßnahme bis zu sieben Prozent Heizkosten sparen.

▶ Moderne Wohnungen sind oft mit Heizkörpern ausgestattet, die unmittelbar an einer Glaswand montiert sind. Solche Wohnungen sind zwar sehr hell, verursachen aber extrem hohe Heizkosten. Hier können wir im Grund nur Abhilfe schaffen, wenn wir die Fensterflächen hinter den Heizkörpern „opfern" und mit Schaumstoffisolierungsmaterial bekleben.

▶ Viel Wärme geht auch dadurch verloren, dass die **Heizrohre** von Zentralheizungsanlagen nicht isoliert sind. Mit einer entsprechenden Isolierung lassen sich weitere drei bis fünf Prozent Heizkosten einsparen. Dafür gibt es heute bereits sogenannte Isolierschalen aus Schaumstoff, die in verschiedenen Größen für entsprechende Rohrdurchmesser erhältlich sind. Es handelt sich dabei um der Länge nach mit einem Einschnitt versehene Schläuche, die man Meter für Meter über die frei an der Wand verlaufenden Heizungs- bzw. Heißwasserrohre stülpen kann. Sofern erforderlich, sollten Sie diese Isolierschalen mit einem starken Klebeband umhüllen und befestigen.

▶ Viel Energie lässt sich auch dadurch einsparen, dass man ein vernünftiges System der **Frischluftzufuhr** entwickelt. Regelmäßiges Lüften der Wohn- und Schlafräume ist schon im Interesse der Gesundheit wie auch zur Sicherung eines angenehmen Raumklimas absolut notwendig. Dabei ist jedoch zu beachten, dass es besser ist, kurz und gründlich zu lüften und alle Fenster 15 Minuten lang weit zu öffnen, als ein Fenster einen Spaltbreit offenstehen zu lassen. Auf diese Weise verhindert

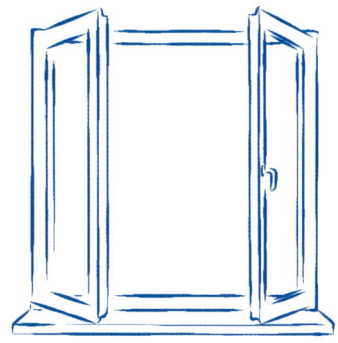

man das energieaufwändige Auskühlen der Wände.

> **Tipp**
> Das Stoßlüften schützt auch vor Schnupfen, Husten und anderen Erkältungen.

▶ Sind Ihre Heizkörper mit einem **Thermostat** versehen, so ist das rasche und gründliche Lüften doppelt wichtig. Dringt nämlich lange Zeit kühle Luft durch einen Fensterspalt, so wird der Thermostat „irritiert", und Ihre Heizanlage arbeitet auf Hochtouren. Bedenken Sie auch die Kosten, die dabei entstehen!

Keller und Dach

- Ein **Keller**, der nicht ausreichend mit Dämmmaterial isoliert ist, bringt in einem Einfamilienhaus einen Energie- und Wärmeverlust von bis zu sechs Prozent. Und so isolieren Sie Ihren Keller: An der Kellerdecke werden mit einem Spezialkleber schwer entflammbare Hartschaumplatten aufgetragen, mindestens 4 cm stark. Ränder und Fugen werden mit einer Isoliermasse ausgefüllt, damit auch hier keine Wärme verlorengehen kann.

- Das Innere vom **Dach** wird am besten mit Glaswolle oder mit Dämmfliesen, die auf einer Aluminiumfolie aufgetragen sind, isoliert. Die Dämmstoffbahnen sollten mindestens 5 cm stark sein. Sie werden im Handel bereits in der Breite angeboten, die es ermöglicht, sie an den Dachbalken anzubringen.

Ein Ersatzofen muss her

Die Rückkehr zu einem einfacheren, das heißt auch sorgloseren Leben sollte uns in Sachen Heizen größere Unabhängigkeit von Ölgiganten, Stromlieferanten und Gasimporten bescheren. In diesem Zusammenhang ist es durchaus überlegenswert, ob es nicht vorteilhaft wäre, neben der bestehenden Zentral- oder Etagenheizung zumindest in einem Raum eine konservative Heizstelle zu schaffen. Schließlich lässt sich nicht übersehen, dass auch die schönste Zentralheizungsanlage bei einem Stromausfall zum Stillstand kommt, weil das Wasser mit elektrisch betriebenen Pumpen in Umlauf gebracht wird oder das Heizsystem komplett über die Stromversorgung läuft, wie das bei modernen Luft-Wärme-Pumpen der Fall ist.

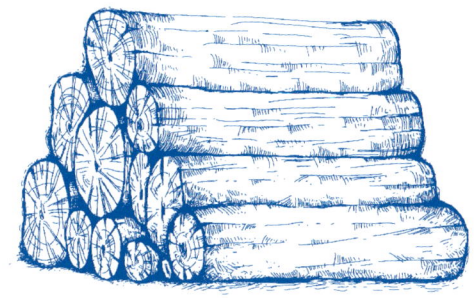

Wenn Sie sich für die Anschaffung eines separaten Ofens in Ihrer Wohnung entschließen, dann überlegen Sie gut, mit welchem krisensicheren Brennstoff Sie ihn „füttern" wollen. Gerade in Hinblick darauf gewinnt heute **Holz** wieder an Bedeutung, da eine planmäßig betriebene Forstwirtschaft geregelten Nachschub garantiert. Obendrein ist Holz ein Brennstoff, der die Umwelt über den Schornstein bedeutend weniger verschmutzt als etwa Kohle oder Öl. Und Romantiker werden das urgemütliche Knacken und Prasseln im Ofen bald nicht mehr missen wollen.

Tipp
Wer brennendes Holz im Ofen hat, muss besonders auf das Lüften achten. Der Ofen verbraucht Sauerstoff.

▶ Wer in der glücklichen Lage ist, in seiner Stadtwohnung oder in seinem Haus einen offenen Kamin einbauen zu können, sollte sich diese Gelegenheit nicht entgehen lassen. Damit wird das Wohnzimmer zum Rittersaal oder zum

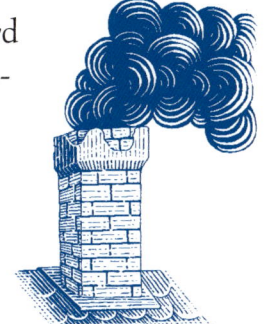

gräflichen Gemach anno dazumal. Im flackernden Schein eines Kamins vergisst man die Sorgen und beginnt zu träumen. Das ist für viele Menschen die beste nervliche Entspannung.

▶ Wenn Sie aber in Ihrem Heim absolut keine bauliche Möglichkeit für einen offenen Kamin sehen: Einen Kaminanschluss gibt es meistens – und damit die Möglichkeit zum Aufstellen eines guten alten Kohleofens oder eines gemütlichen Kachelofens. Auch die ganz gewöhnlichen Eisenöfen sind wieder stark im Kommen; besonders schöne Exemplare sind Holzöfen aus Gusseisen.

> **Tipp**
>
> Der Genuss eines Ofens mit flackerndem Holzfeuer schützt vor einem Burnout.

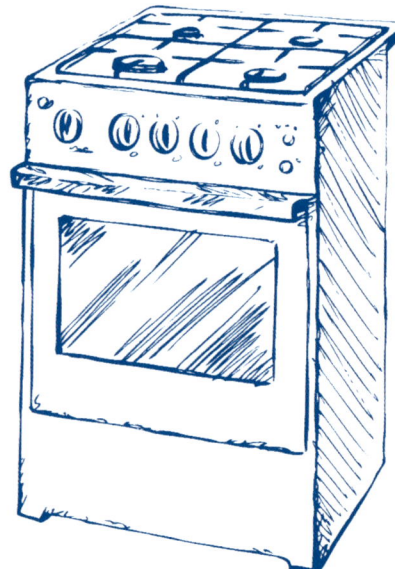

▶ Wer in seiner Küche einen Gas- oder Elektroherd stehen hat und sich ein wenig unabhängig machen will, der sollte – so ein Kaminabzug vorhanden ist – einen Zusatzherd für feste Brennstoffe dazu stellen. So wird die Küche an kühlen Tagen zu einem begehrten, gemütlichen Ort.

- Für welche Heizanlage und für welchen Brennstoff Sie sich entscheiden: Überheizen Sie Ihre Wohnräume nicht! Allein durch eine Senkung der Raumtemperatur von 24 auf 21 Grad sparen Sie bereits 20 Prozent der Heizkosten.

- Ihre Heizung sollte nachts nie ganz abgestellt, sondern bloß auf die kleinste Stufe gestellt werden. Es kostet nämlich bedeutend mehr Energie, ausgekühlte Räume neu aufzuheizen.

- Schließen Sie abends sämtliche Rollläden und Jalousien und ziehen Sie die Vorhänge zu. Diese Maßnahme hilft Ihnen, größere Wärmeverluste nach draußen zu vermeiden.

- Am rationellsten heizen Sie mit einer Zentralheizung dann, wenn Sie die Türen zu allen Räumen offenstehen lassen und überall die gleiche Temperatur herrscht.

- Überprüfen Sie von Zeit zu Zeit, ob sich die Heizkörper Ihrer Zentralheizung auch richtig erwärmen. Ist das nicht der Fall, so befindet sich Luft darin, die Sie über das dafür vorgesehene Ventil problemlos ablassen können.

- Machen Sie sich die Tatsache zunutze, dass wir feuchte Luft grundsätzlich als wärmer empfinden. Darum sollten Sie im Winter in allen Räumen Luftbefeuchter aufstellen. Dieselbe Wirkung erreichen Sie aber auch, wenn Sie einfach feuchte Tücher über die Heizkörper Ihrer Zentralheizung legen.

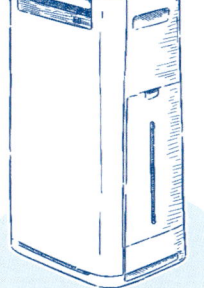

> **Tipp**
>
> Sehr beliebt: Stellen Sie Wasserschalen auf die Heizkörper. Eventuell mit ein paar Tropfen Lavendelöl.

- Stellen Sie niemals Möbelstücke vor die Heizkörper Ihrer Zentralheizung. Das nimmt viel Wärme weg.

- Lassen Sie Ihre Heizanlage einmal im Jahr durch einen Fachmann überprüfen. Allein durch eine genaue Nachjustierung der Geräte können Sie bis zu 20 Prozent Heizkosten einsparen.

In der Küche

- Sogar beim **Kochen** können Sie Energie sparen. Das beginnt bereits damit, dass Sie nur die Mengen kochen sollten, die Sie essen können.

- Kochen Sie so wasserarm wie möglich. Mehr Wasser heißt immer auch mehr Energieverbrauch. Obendrein hat es den Nachteil, dass Sie mit dem Wasser viele Vitalstoffe und Mineralien aus der Nahrung herauskochen.

- Verwenden Sie für jeden Topf den richtigen Deckel. Das In-den-Topf-Gucken ist nicht bloß eine Unsitte, sondern bedeutet zugleich eine Energieverschwendung, weil dabei sehr viel Wasserdampf verlorengeht.

▶ Je kälter es in einem **Kühlschrank** oder in einer **Tiefkühltruhe** ist, desto mehr Strom wird verbraucht. Es ist daher ratsam, die Geräte auf jene Temperatur einzustellen, die zur Aufbewahrung der Nahrungsmittel unbedingt notwendig ist. Sonst vergeudet man etwa sechs bis acht Prozent Energie. In der Tiefkühltruhe oder im Tiefkühlschrank genügt eine Temperatur von minus 18 Grad. Vergessen Sie nicht, den Kühlschrank im Winter zu drosseln.

▶ Achten Sie beim Kauf eines Kühlschranks bzw. einer Tiefkühltruhe darauf, dass das Gerät gut isoliert ist. Öffnen Sie Ihr Kühlgerät immer nur möglichst kurz. Das Eindringen von warmer Luft führt zu bedeutenden Energieverlusten. Legen Sie sich daher vor allem für die Tiefkühltruhe

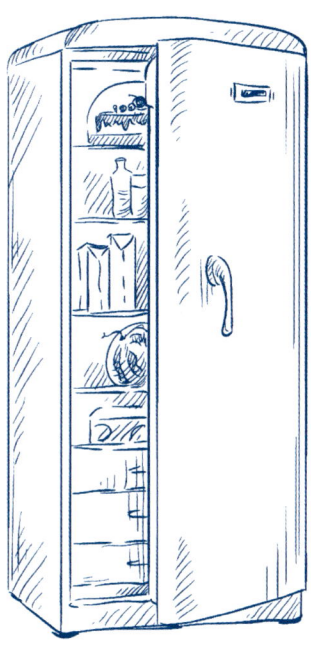

einen Plan an, wo welche Lebensmittel lagern, damit Sie nicht allzu lange herumsuchen müssen. Stellen Sie Ihre Küchengeräte möglichst in kühlen Räumen auf, keineswegs aber in der Nähe einer Heizstelle. Sonst muss das Gerät doppelt arbeiten.

▶ Wenn sich an den Wänden von Kühlschränken und Tiefkühltruhen Eiskrusten bilden, so kostet das Energie. Schon bei einer bloß 1 mm dicken Schicht steigt der Energieverbrauch um fünf Prozent. Also: Rechtzeitig und regelmäßig abtauen!

▶ Eine **Waschmaschine** verbraucht relativ viel Strom. Nutzen Sie daher die heute angebotenen Modelle mit Sparprogrammen, die bei leicht verschmutzter Wäsche bzw. bei halben Trommelfüllungen sparsam arbeiten.

▶ Waschen Sie möglichst nur mit voller Trommel und mit der geringsten zulässigen Temperatur. Moderne Waschmittel sind bereits ab 20 Grad wirksam. Kochwäsche sollten Sie nur in Ausnahmefällen wie bei bakteriell belasteten und eine 60-Grad-Wäsche nur bei stark verschmutzten Textilien anwenden; meistens reichen 30 bis 40 Grad völlig.

Tipp

Niedrige Temperaturen sind für die Textilien schonender.

▶ Schließen Sie Ihre Waschmaschine niemals an die Warmwasserleitung an, weil dadurch im ganzen Rohrsystem viel Wärme verbraucht wird. Außerdem spült der Automat dann auch mit warmem Wasser.

- Auch wer eine **Geschirrspülmaschine** besitzt, sollte damit möglichst energiebewusst umgehen. Moderne Geräte verfügen über Sparprogramme für wenig verschmutztes Geschirr, die man unbedingt nutzen sollte. Am rationellsten ist es, wenn der Geschirrspülautomat randvoll ist.

- Sammeln Sie daher Geschirr, ehe Sie die Maschine in Betrieb nehmen. Achten Sie darauf, dass die Tür des Geschirrspülers immer geschlossen ist, damit das Geschirr nicht austrocknet und dann schwerer zu reinigen ist.

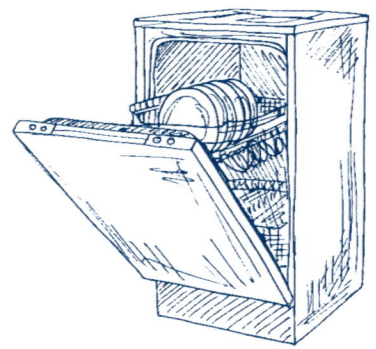

- Sie sparen Energie im **Backofen**, wenn Sie gleich mehrere Gerichte hintereinander zubereiten: z. B. Brot, Kuchen, Auflauf und Braten. Die meiste Energie benötigt das Gerät zum Aufheizen des kalten Backrohrs.

Im Badezimmer

- Die sparsamste Methode der gründlichen Körperpflege ist zweifelsohne **Duschen**. Für ein Wannenbad brauchen wir wesentlich mehr Wasser und damit Energie. Pro Wannenbad benötigt ein Erwachsener etwa 150 Liter Warmwasser. Damit kann bereits eine vierköpfige Familie lange und ausgiebig duschen.

- Beim Duschen kann man Energie sparen, indem die optimale Wassertemperatur durch eine Markierung am Drehknopf leicht auffindbar gemacht wird. So entfällt das aufwendige Herumprobieren, wobei viel Wasser unnötig verbraucht wird.

- Stellen Sie die Dusche während des Einseifens ab. Sie vermeiden sinnlosen Wasserverbrauch.

- Händewaschen, Nassrasieren und Zähneputzen bei fließendem Warmwasser stellen eine ausgesprochene Verschwendung dar. Entnehmen Sie wirklich nur so viel Warmwasser, wie Sie unmittelbar benötigen.

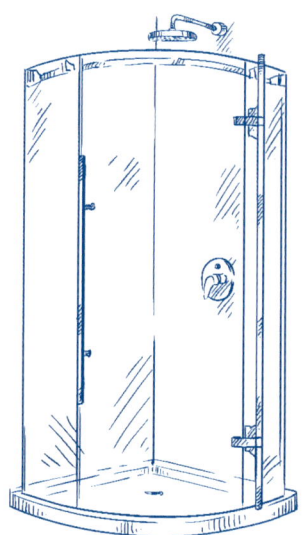

In der ganzen Wohnung

- Ein gemütlicher Abend mit viel Romantik und Ruhe erspart Ihnen zugleich viel Strom. Leisten Sie sich öfter so einen Genuss: Verzichten Sie auf das Fernsehprogramm. Speisen Sie einmal bei Kerzenlicht. Ein angenehmer Nebeneffekt: Selbst das einfachste Essen wird so zur königlichen Tafel.

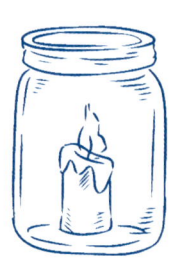

▶ Beleuchten Sie Balkon oder Terrasse nicht elektrisch, sondern mit einem Windlicht, und lassen Sie den flackernden Schein auf sich einwirken.

▶ Wenn Sie einen Raum verlassen, in dem elektrisches Licht brennt, so knipsen Sie es gleich wieder aus. Sie sparen dadurch viel Strom. Das gilt aber nicht für Leuchtstoffröhren. Diese haben zwar eine lange Lebensdauer,, die aber jedes Mal, wenn man sie ein- oder ausschaltet, um drei Stunden verringert wird. Daher ist es bei kurzer Abwesenheit vernünftiger, sie brennen zu lassen.

▶ Knipsen Sie in der Küche gar nicht erst die Deckenleuchte an. Mehr Licht bei weniger Stromverbrauch geben Ihnen **Wandleuchten** unter den Hängeschränken.

▶ Man kann auch beim **Bügeln** Strom sparen. Schalten Sie das Bügeleisen rechtzeitig aus und arbeiten Sie mit der Restwärme weiter. Ziehen Sie aber den Stecker aus der Steckdose, weil auch ein ausgeschaltetes, aber angeschlossenes Bügeleisen Strom verbraucht – das bedenken die meisten nicht!

▶ Bei aller Bewunderung für die moderne Haushaltstechnik: Schaffen Sie sich keinen elektrischen **Wäschetrockner** an. Sonne

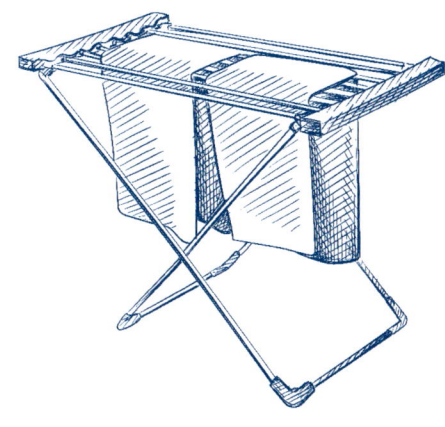

und Wind besorgen diese Arbeit kostenlos, und selbst in einer Stadtwohnung gibt es in der Regel gute Trockenmöglichkeiten.

▶ Heizen Sie die Platte eines Elektroherds nie vor und stellen Sie sie bereits vor Beendigung des Kochvorgangs ab. Noch sparsamer ist ein Induktionsherd.

Wer Energie spart, wird belohnt

Schon seit einiger Zeit gibt es staatliche Förderungen für Energiesparer. Wer sein Haus oder seine Wohnung so adaptiert, dass er dabei Heizenergie spart, kann daraus steuerliche Vorteile ziehen oder Zuschüsse bekommen. Informieren Sie sich über laufende Programme und Voraussetzungen bei Ihrem Steuerberater, der Verbraucherzentrale und Ihrer Bank. Verwahren Sie alle Unterlagen und Rechnungen gut, Sie werden sie brauchen.

Tipp
Lassen Sie nichts unversucht. Glauben Sie mir: Der Papierkram lohnt sich!

Sonnenenergie in Haus und Garten

Für manchen mag es noch recht utopisch klingen, wenn von Verwertung der Sonnenenergie die Rede ist. Doch sollten wir dabei nicht nur an die oft komplizierten Sonnenkollektoren denken. Es gibt in Haus und Garten viele andere und einfachere Möglichkeiten, sich die Kraft der Sonne zunutze zu machen und damit Energie zu sparen.

Mit ein paar Tricks können Sie auch heute schon die Sonne in Ihr Energiesparprogramm einbauen. Zeigen Sie Ihren Familienmitgliedern einmal anschaulich, wie viel Hitze die Sonne zu spenden vermag. Legen Sie im Garten oder auf dem Balkon bei Sonnenschein ein Stück Aluminiumblech auf. Geben Sie eine Alufolie darauf und lassen Sie die Sonne einige Zeit darauf einwirken. Dann schlagen Sie ein rohes Ei auf die Alufolie und bereiten ein Spiegelei zu. Sie werden sehen, im Sommer klappt das vorzüglich.

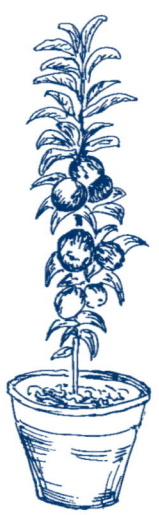

▶ Gemüse wächst erfahrungsgemäß besser, wenn es mit lauwarmem Wasser gegossen wird. Vor allem gilt das für Küchenkräuter, Gurken und Tomaten. Stellen Sie daher eine große Blechtonne in den Garten, und füllen Sie sie mit Wasser. Tagsüber wird das Wasser durch die Sonne so aufgeheizt, dass man die Pflanzen damit abends ideal gießen kann.

- Ähnlich kann man verfahren, wenn man im Sommer billig baden will. Besorgen Sie sich ein altes Holzfass oder vielleicht gar einen rustikalen Badetrog – eine Metalltonne tut's auch –, lassen Sie das Wasser darin über die Mittagszeit von der Sonne aufheizen und steigen Sie am Nachmittag ins lauwarme Nass.

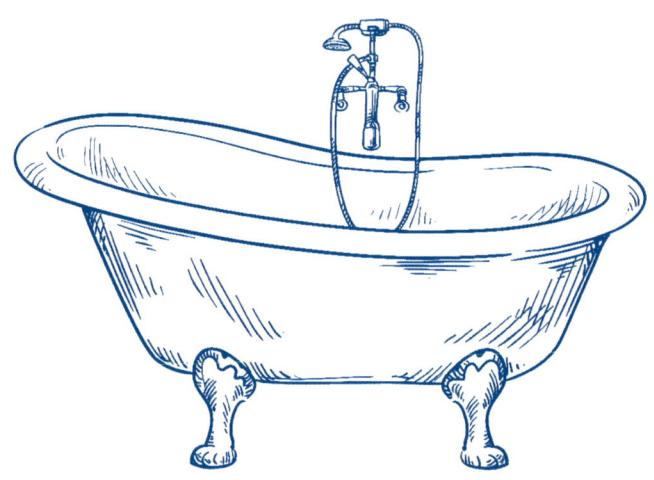

EIGENER GARTEN – EIN STÜCK VOM GLÜCK

Sie werden es selbst merken: Ein Stückchen Erde – und sei es noch so klein und bescheiden – hebt die Lebensfreude und macht glücklich. Vor allem dann, wenn man von diesem Fleckchen Erde seine eigene Ernte einbringen kann.

> **Tipp**
>
> Wissenschaftler haben nachgewiesen; Gartenarbeit wirkt auf den Menschen wie Medizin, hat positiven Einfluss auf den Blutdruck und schützt vor depressiven Stimmungslagen.

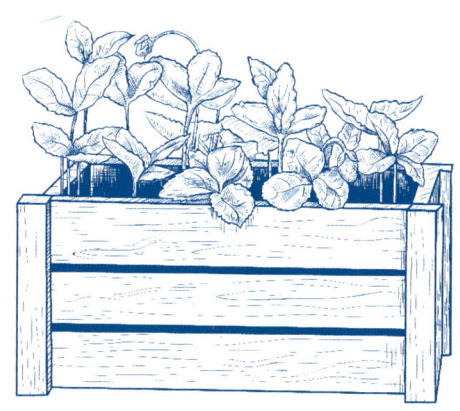

Es geht nicht darum, den Boden zu bearbeiten, um Tonnen von Gemüse und Obst zu ernten. Es geht vielmehr darum, durch das Erleben naturgegebener Abläufe zufriedener, ja sogar gesünder zu werden. Dafür muss es nicht gleich ein Grundstück auf dem Land sein: Ein Schrebergarten in der Großstadt, ein Hinterhofgärtchen oder das Kräuterkistchen und die Blumentöpfe auf dem Balkon tun es auch.

▸ Vor allem für Kinder ist das Erlebnis, aus einem Samen eine Pflanze wachsen zu sehen, eine sehr wertvolle Erkenntnis, durch die sie eine verstärkte Beziehung zur Natur entwickeln können.

Tipp

Wenn Kinder schlechte Laune haben, gehen Sie mit Ihnen in den Garten oder hinaus in die freie Natur.

▸ Leider haben sich viele Gartenbesitzer in den letzten Jahrzehnten gegen den eigenen Gemüsegarten entschieden, da es sich nicht mehr zu lohnen schien, soviel Aufwand für den Anbau von Gemüse zu verwenden. Entstanden sind Gärten mit tadellos gepflegtem englischem Rasen, Betonwegen und ein paar Blumenbeeten an.

So ein „Mustergarten" wirkt auf Anhänger des einfachen Lebens steril. Es ist doch viel schöner, wenn die ganze Familie den Garten auch richtig nützt und die Kinder ohne Verbot über die Wiese laufen dürfen. Auf dieser Wiese sollen Blumen und Gras wachsen. Auch der Löwenzahn darf nicht fehlen. Und selbstverständlich gibt es Gemüsebeete, Kräuterbeete und Obstbäume, die wohlschmeckende und gesunde Nahrungsmittel liefern, wie es sie in keinem Gemüseladen oder Supermarkt zu kaufen gibt. In so einem Garten wird sich die ganze Familie wohl fühlen. Die Kinder aber werden an den kleinen Wundern der Natur Anteil nehmen und glücklich und zufrieden aufwachsen.

- Es ist heute gar kein Problem, auch auf einem kleinen Gartenstück entsprechende Obst- und Gemüsesorten anzubauen. Die Gartenfachleute unserer Tage haben Kulturpflanzen entwickelt, die wenig Platz brauchen, sich in die Höhe ranken und reiche Erträge bringen.

- Wer sich für den Kauf eines Gartengrundstücks entschließt, muss wissen, dass er damit viel Arbeit auf sich nimmt. Mann muss lernen, die Arbeit einzuteilen, so dass man auch Mußestunden im Garten verbringen kann.

Lebendige Gartenerde

Wer in seinem Garten frisches Gemüse anbauen und das gesunde Wachsen der Gemüsepflanzen fördern möchte, muss dafür sorgen, dass der Boden entsprechend gepflegt wird.
Die Gartenerde ist keine tote Materie. Sie ist ein lebendiger Organismus, Wohn- und Wirkstätte zahlloser Mikroorganismen. Die niederen Pflanzen sorgen für den Luftaustausch sowie für den Auf- und Abbau von Nährstoffen. Die Stickstoffbakterien leben in 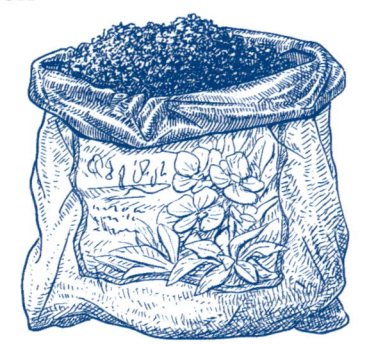 Symbiose mit den Wurzeln der Schmetterlingsblütler und nehmen den Stickstoff aus der Luft auf. Bodenbakterien scheiden Säuren aus und bereiten die Nährstoffe im Boden auf. Die Pflanzenreste werden

von ihnen abgebaut, so dass die wichtigen Anbaustoffe der Pflanzen frei und wasserlöslich werden.

- Die Bodenbakterien brauchen Luft, Feuchtigkeit, Wärme und einen humusreichen Boden, um sich vermehren zu können. Deswegen sollte jeder Gartenbesitzer danach trachten, dass in seinen Boden humusbildendes Material eingearbeitet wird: Stallmist, die Gründüngung und Kompost sind dafür zu empfehlen.

- Bemühen Sie sich, den Kunstdünger wegzulassen und die Gartenerde nur auf bio-organische Weise zu verbessern.

- Wenn Sie Unkraut ausgerissen und Gras gemäht haben, dann werfen Sie dieses wertvolle Material nicht in den Müll. Geben Sie es ganz einfach auf den eigenen Komposthaufen. Es wird mit der Zeit wertvolle Erde daraus.

- Vernichten Sie niemals **Regenwürmer**, die Ihnen im Garten über den Weg kriechen. Sie sind die Heinzelmännchen Ihres Bodens. Sie belüften ihn und produzieren Humus. Und Humus ist der ideale Nährboden für alle Kulturpflanzen. Er speichert Wasser, bekämpft Pilzbefall und andere Schädlinge und sorgt für den Temperaturausgleich im Boden.

- **Kompost** ist ein idealer Humusdünger, und jeder, der gärtnert, sollte seinen eigenen Kompost bereiten. Kompost kann in Kompostgruben und -silos angelegt werden. Die einfachste und wohl auch älteste

Art der Verrottung wertvollen Kompostmaterials ist der frei liegende Komposthaufen.

Tipp

Ideale Kompostmaterialien sind: Gemüsereste und andere Küchenabfälle, zerbröselte Eierschalen, Holzasche, Zeitungsblätter, Gras, Laub, Blätter, Sägespäne, Ruß, verwelkte Blumen, Stallmist von Tieren, Strohabfälle, Heu.

- Auf dem Komposthaufen nichts zu suchen hat anorganisches Material wie Glasscherben, Metall und Kunststoff.

- Der Komposthaufen soll in einer schattigen Gartenecke angelegt werden. Das Kompostmaterial muss drei Jahre verrotten, bevor es als Dünger verwendet werden kann. Da man aber den wertvollen Kompost jedes Jahr für die Gartenbeete benötigt, ist man in letzter Zeit zur Schnellkompostierung übergegangen, das heißt, der Verrottungsprozess der Kompostbestandteile kann beschleunigt werden.

Tipp

Der Komposthaufen wird mit Wasser angesprüht, damit er ständig leicht feucht ist. Auf keinen Fall aber darf er zu nass sein. Bei lang anhaltenden Regenfällen muss er daher abgedeckt werden. Schnellkompostiert wird im Sommer, weil für eine rasche Zersetzung auch Wärme notwendig ist.

▶ Und so baut man die Kompostschichten zur Schnellkompostierung auf: Man stapelt etwa 30 cm hoch Abfälle, streut etwas Stallmist und kohlensauren Kalk darüber, durchfeuchtet das Ganze mit Brennnesseljauche und trägt eine Erdschicht auf. Für einen Komposthaufen werden drei bis vier solcher Schichten übereinandergelagert. Im Herbst wird er mit Erde und Laub abgedeckt, eventuell mit Brettern eingefasst. Im Frühjahr kann der Komposthaufen geöffnet und als wertvoller Dünger verwendet werden. Ideal wäre es, den Komposthaufen ein ganzes Jahr „wachsen" zu lassen.

Tipp

Da der Kompost zur Zersetzung Sauerstoff braucht, sollte man zwischen die einzelnen Schichten Holzstäbe legen, damit er ständig durchlüftet wird.

▶ Besonders wertvoll wird der Kompost, wenn Holunderblätter, Schafgarbenblätter, Löwenzahn, Kamille, ganze Brennnesseln und Zichorie eingearbeitet werden. Daraus holt sich die Gartenerde die Kraft der Kräuter.

▶ Auch flüssiger Dünger (Jauche) soll für den Garten verwendet werden. Er kann aus Rindermist, Hühner- oder Taubenmist, Hornspänen und auch Brennnesseln zubereitet werden, wobei besonders die **Brennnesseljauche** allen Gartenbesitzern zu empfehlen ist: Verwenden Sie dafür lang gewachsene Brennnesseln und füllen Sie ein verschließbares 200-l-Gefäß (Fass oder Bottich) etwa halbvoll mit Pflanzen. Gießen Sie mit abgestandenem Regenwasser dreiviertelvoll auf und setzen Sie die offene Tonne der Sonne aus, bis die Flüssigkeit zu gären beginnt. Das Gefäß verschließen und die Jauche drei Wochen lang gären lassen. Danach kann sie mit Wasser 1 : 1 verdünnt auf die Beete gegossen werden. Unverdünnt schüttet man die Jauche auf den Komposthaufen, um die notwendige Feuchtigkeit zu erhalten. Die Brennnesseljauche ist ein idealer Dünger und schützt die Pflanzen vor Insekten und Krankheiten.

▶ Wenn Sie von Ihren eigenen Tieren (Schafe, Ziegen, Pony) Stallmist haben, so beachten Sie, dass frischer Stallmist niemals direkt auf ein Beet aufgetragen werden darf, weil er zu scharf ist und die Pflanzen verbrennt. Je älter Stallmist ist, desto wertvoller wird er. Im Komposthaufen ist seine ideale Zersetzung gewährleistet.

▶ Der Komposthaufen ist keinesfalls eine Brutstätte krankheitserregender Bakterien. Im Gegenteil: Durch den Kompostierungsprozess entsteht Wärme (30 bis 40 Grad), die alle Krankheitserreger abtötet.

> **Tipp**
> Wer über genügend Platz verfügt, kann den Komposthaufen einmal umschaufeln, damit er mit viel Sauerstoff durchsetzt wird.

▶ Die durch Zersetzung gewonnene Komposterde wird im Frühjahr in die Beete eingeharkt und im Herbst mit Stallmist tiefer in die Gartenerde gegraben. Damit der gedüngte Boden nicht zu viel Feuchtigkeit verliert, wird er gemulcht: Man bedeckt ihn mit halb zersetztem Kompost oder mit Gras und Laub. Das kann man auch dann tun, wenn bereits angebaut ist. Dadurch behält der Boden die notwendige Feuchtigkeit. Außerdem sind die Gemüsebeete vor Unkraut geschützt.

Gartengeräte

Auch für das Gärtnern gilt: „Gutes Werkzeug ist die halbe Arbeit!" Das wichtigste Gartengerät ist sicher ein handlicher **Spaten**, dessen Blatt aus Stahl gefertigt sein sollte. Viele Gartenbesitzer lockern den Boden lieber mit der **Grabegabel**. Zum Glätten der umgegrabenen Gartenerde wird der **Eisenrechen** (Harke) verwendet, wobei ein Rechen mit vierzehn Zinken zu empfehlen ist.

Der bebaute Boden wird mit der Zieh-, der Bügelzug-, der Pendel- oder der Fräshacke gelockert. Für den Selbstversorgergarten genügt eine kleine **Hacke** mit langem Stiel. Die gute alte Schlaghacke ist auch heute noch bei vielen Gärtnern beliebt.

Die **Mistgabel** wird zum Umsetzen des Komposthaufens und zum Ausbreiten des Mists benötigt. Gras holt man mit einem hölzernen **Rechen** oder einem Leichtmetallbesen ein.

> **Tipp**
>
> Gartenarbeit ohne Gießkanne ist undenkbar. Die Kanne sollte oval sein, weil man sie dann bequemer handhaben kann.

Der **Gartenschlauch** ist am besten aus Plastik. Außerdem braucht man: eine **Gartenschere**, eine **Heckenschere**, eine **Hecken-** und **Astsäge**, zum Pflanzen ein **Pflanzholz** und einen **Pflanzspaten**. Mit **Jätekrallen** wird der Boden gelockert und das Unkraut gejätet.

Zum Abstecken der Gemüsebeete benötigt man eine Gartenschnur mit je einem kleinen Holzpflock an den Enden. Sicher ist noch manches Gartengerät notwendig: eine Schubkarre, ein Erdsieb, ein Wurfsieb, wenn ein Komposthaufen angelegt wird, eine Sichel oder Sense, ein Unkrautstecher und – für einen kleineren Garten – ein Stäubegerät.

▶ Sorgen Sie immer dafür, dass die Gartenwerkzeuge und -geräte griffbereit und vor allem geschützt vor Feuchtigkeit in einem Gartenhaus oder im Keller untergebracht sind. Lassen Sie sie nach getaner Arbeit niemals im Garten liegen, sonst werden sie von Wind und Regen angegriffen und können nicht mehr optimal eingesetzt werden.

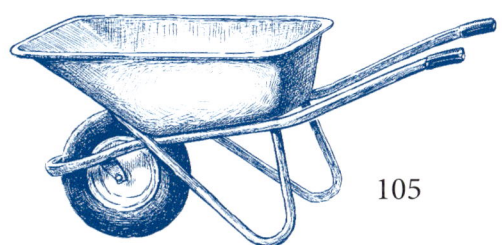

Ein Garten nach Plan

- Wer in seinem Garten Gemüse und Obst anbauen will, der muss planmäßig vorgehen, das heißt, er muss seine Beete nach einem genauen Plan, der die Eigenart jeder Kulturpflanze berücksichtigt, anlegen.

- Einen ebenen Garten nutzbringend zu gestalten ist nicht schwer: Die einzelnen Beete können sozusagen wie auf einem Reißbrett angelegt werden. Kompliziert wird es auf einem steilen Grundstück! Es muss in Terrassen und schräge Beete aufgeteilt werden.

- Fruchtfolge ist wichtig: Bauen Sie niemals mehrere Jahre hintereinander auf einem Beet dieselbe Gemüseart an, sondern wechseln Sie jährlich. Dadurch wird der Boden nicht einseitig ausgelaugt. Im Gegenteil: Es werden ihm auf diese Weise sogar wertvolle Nährstoffe zugeführt, weil er unterschiedlich belastet wird. Zeichnen Sie daher von Ihren Beeten einen genauen Plan und tragen Sie sorgfältig das dort angepflanzte Gemüse ein. Dann kann Ihnen kein Fehler unterlaufen und die Gartenerde wird optimal genutzt.

- Sicher weiß jeder, dass es einjährige und zweijährige Pflanzen gibt. Gerade diese Tatsache aber darf im Gartenplan nicht vergessen werden, weil man über ein Beet, auf dem zweijähriges Gemüse gepflanzt wurde, eben nur alle zwei Jahre verfügt.

- Auch in einem kleinen Garten ist das Anlegen eines Frühbeets zu empfehlen: Es erleichtert die Setzpflanzenbeschaffung und sichert ein individuelles Pflanzensortiment. Ein Frühbeet kann auf einfache Art gebastelt werden: Aus vier Brettern wird ein Kastenrahmen gezimmert, der auf ein windgeschütztes, besonntes Gartenbeet gestellt wird. Darauf kann man alte Fensterflügel oder Leistenrahmen, die mit Plastikfolien bespannt sind, legen.

- Einen praktischen Folientunnel kann jeder Gartenfreund selbst herstellen:

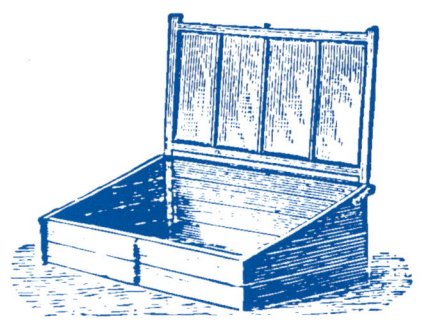

Über ein Beet werden Metallbogen gespannt, die fest in der Erde verankert sind. Darüber legt man Spezialfolien, die so angebracht sein müssen, dass sie sich nicht durchbiegen und das Regenwasser gut abfließen kann. Wenn auch ein Folientunnel den Setzlingen keinen so sicheren Schutz wie ein Frühbeet sichert, sind sie dennoch vor Frosteinbrüchen geschützt.

Tipp

Ordnung ist in jedem Garten die wichtigste Voraussetzung für das Gelingen!

- Die erwähnten Frühbeete sind Kaltbeete ohne Bodenwärme und können je nach Witterungsverhältnissen erst Anfang März oder auch erst Anfang April in Betrieb genommen werden.

▶ In einem Warmbeet wird künstliche Wärme erzeugt, so dass schon im Spätwinter mit der Anzucht der Pflanzen begonnen werden kann.

▶ Will man ein warmes Beet haben, gräbt man nach bewährter Methode einen etwa 40 cm tiefen Schacht in gewünschter Frühbeetgröße aus und verkleidet die Schachtwände mit Holzbrettern (Lärchenholz). Darauf legt man die Frühbeetfenster etwas schräg auf (nach Süden geneigt), so dass die Sonnenstrahlen steiler auf die Glasflächen auftreffen und mehr Wärme abgeben.

▶ Das Warmbeet wird durch Pferdemist oder durch getrocknetes Laub erwärmt und meist schon im Februar in Betrieb genommen; als zusätzlicher Frostschutz müssen daher Bretter auf die Frühbeetfenster gelegt werden.

Tipp

Der Gemüsegarten soll so angelegt werden, dass man rasch und problemlos jedes Beet erreichen kann.

▶ Die Wege müssen so verlaufen, dass man ungehindert durch den Garten gehen und auch mit der Schubkarre bequem Kompost und Mist heranbringen kann. Ist genügend Platz vorhanden, sollten Sie einen Hauptweg anlegen, von dem aus zu beiden Seiten die einzelnen Beete abgesteckt werden. Wenn Sie auf die Wege zwischen den Beeten Bretter legen, sind sie immer trocken.

▶ Ein Gemüsebeet sollte zwischen 1 und 1,30 m breit sein und kann am Rand mit Gewürzkräutern oder niedrigen Blumen bepflanzt werden.

▶ Gemüsebeete sollten nicht in unmittelbarer Nähe von Obstbäumen angepflanzt werden, weil die Pflanzen sonst zu wenig Sonne bekommen.

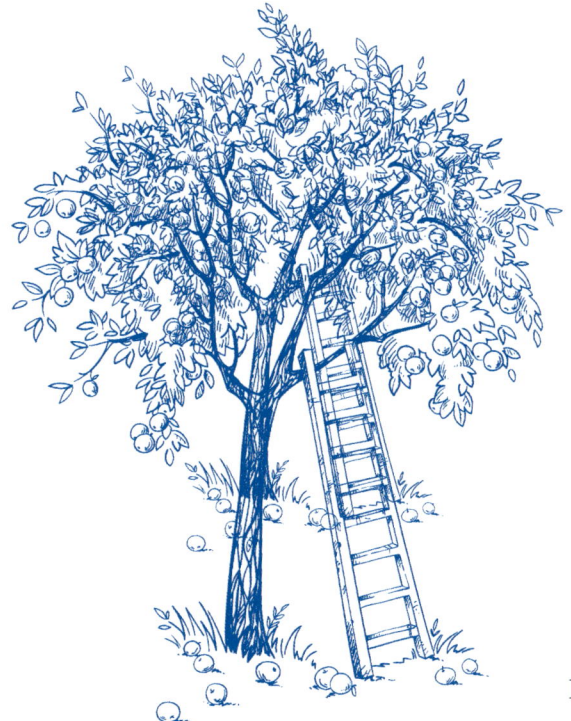

Gemüse für Selbstversorger

Fachleute haben errechnet, dass ein 1000 m² großer Garten, der gepflegt und rationell genutzt wird, den Jahresbedarf an Gemüse einer vier- bis sechsköpfigen Familie deckt.

▶ Ideal ist es, wenn Gemüsebeete von der Morgen- und Mittagssonne beschienen werden; mit einer ertragreichen Ernte kann man rechnen, wenn die Beete sanft gegen Südosten geneigt sind. Gemüse ist sorgfältig zu pflanzen, man muss sich Zeit dafür nehmen!

▶ Tomaten werden sehr gern angebaut, nicht zuletzt deswegen, weil sie sich auch als Abwehrpflanzen gegen tierische Schädlinge bewähren. Man kann die Pflanzen selbst aus Samen ziehen: Die Aussaat kann Ende Februar Anfang März im Frühbeet erfolgen. Selbstverständlich kann man die Pflanzen auch beim Gärtner kaufen oder sogar selbst in Töpfen ziehen. Die empfindlichen Tomatenpflanzen werden nach den Eisheiligen, also nach dem 20. Mai, im Garten ausgepflanzt. Sind die Pflanzen etwas gewachsen, werden sie locker an Stäbe gebunden. Nebentriebe entfernt man, damit dem Hauptstamm nicht die Kraft zum Ausreifen der Früchte genommen wird. Tomatenpflanzen setzt man etwa 20 cm tief ein und gießt sie kräftig. Pflanzen sollte man sie am Abend! Sie entwickeln sich sehr gut, wenn man sie nur mit abgestandenem Wasser begießt. Außerdem brauchen Tomaten warmes, trockenes Wetter und einen Boden, der mit Stallmist, Kompost und Holzasche gedüngt ist.

▶ Bei **Sellerie** ist die Anzucht aus Samen langwierig, daher sollten Setzlinge in einer Gärtnerei gekauft und ab Mitte Mai in den Garten gepflanzt werden (auf ein 1,2 m breites Beet etwa vier Reihen, Pflanzabstand 50 cm). Sellerie braucht feuchten Boden, muss also immer gut gegossen werden. Je höher die Pflanze wächst, desto mehr Erde kann man in die einzelnen Furchen geben. Nach zehn Wochen entfernt man rings um die Knollenansätze mit den Händen die Erde und beseitigt alle Seitenfaserwurzeln, damit sich die Knollen gut entwickeln können.

▶ Bei **Kopfsalat** oder grünem Salat gibt es Früh-, Sommer-, Herbst- und Wintersorten. Die Frühsorten werden Anfang März ins Frühbeet gesät, und die Setzlinge Ende März/Anfang April ausgepflanzt. Dann kann Ende Mai geerntet werden. Kopfsalat braucht lockeren, nahrhaften Boden und viel Wasser, weil er bei Trockenheit und Wärme schießt. Schattige Beete sind zu bevorzugen. Man sollte immer nur so viel Salat anpflanzen, wie man schnell aufbrauchen kann. Daher öfter pflanzen! Auch dürfen die Pflanzen nicht zu nahe beieinander stehen.

- Für den **Kürbisanbau** ist kompostreiche Erde, regelmäßiges Bewässern und viel Platz notwendig, da die Kürbisse stark wachsen. In manchen Gegenden ist es üblich, Kürbisse auf dem Komposthaufen anzubauen. Zwei, drei Kürbispflanzen reichen für die Selbstversorgung. Man legt in ein Loch mehrere Kürbiskerne, wobei zwischen den einzelnen Pflanzen ein Abstand von 1 m gewahrt werden soll. Wer besonders große Kürbisfrüchte ernten möchte, muss an einer Pflanze außer zwei, drei Früchten alle anderen entfernen, damit die Kraft der Kürbispflanze nur diesen zugute kommt. Kürbispflanzen können im Frühbeet vorgezogen werden (März) und werden Mitte Mai im Garten ausgepflanzt.

- **Radieschen** gibt es in vielen Sorten. Sie brauchen von der Aussaat bis zur Ernte etwa vier Wochen. Radieschen gedeihen am besten in lockerer, humusreicher, gedüngter Erde. Der Samen wird nach der Schneeschmelze breitwürfelig gesät. Radieschen benötigen einen Abstand von 3 bis 4 cm und viel Feuchtigkeit. Sie können zwischen Salatpflanzen angebaut werden. Beim Radieschenanbau gilt: Eher öfter anbauen als auf einmal zu viel, denn ältere Radieschen werden holzig. Das Wertvolle an den Radieschen: Die scharfen Senföle killen krankmachende Bakterien im Körper des Menschen.

- **Kartoffeln** anzubauen hat nur dann einen Sinn, wenn man über ein entsprechend großes Feld verfügt. Auf einem kleinen Beet lohnt es sich nicht, Kartoffeln zu pflanzen. Sie brauchen lockere Erde und Stallmist, mit dem die Erde im Herbst vor der Aussaat gedüngt werden sollte. Man legt keimende Kartoffeln mit den Keimaugen nach oben in ausgehobene Furchen (Kartoffelnester) und bedeckt diese gut mit Erde. Die Kartoffelernte erfolgt im September. Die Kartoffeln werden dann als Wintervorrat im Keller eingelagert. Kartoffeln sollten Sie bei genügend Platz auf alle Fälle anbauen: Sie sind nicht nur eine Sättigungsspeise, sondern auch ein gesundes, entwässerndes Gemüse. Sie schaffen auch ein gesundes Säure-Basen-Gleichgewicht.

- **Karotten** (Möhren) müssen in lockerem, sandigem Boden angebaut werden, in lehmhaltiger Erde gedeihen sie nicht. Die Aussaat erfolgt etwa Anfang März (Reihensaat). Karottensamen brauchen lange zum Keimen, der Boden muss öfter gelockert werden. Sind die Pflänzchen zu dicht gesät, kann man sie vereinzeln, damit sich die restlichen gut entwickeln können. Wer immer junge, zarte Karotten haben will, kann Folgesaaten bis Ende Juli vornehmen. Karotten, die eingewintert werden sollen, erntet man erst kurz vor dem ersten Frost! Karotten stärken Augen und Atemwege.

- **Gurken** gehören zum Standardgemüse passionierter Gartenbesitzer. Man kann Gurken kurz vor den Eisheiligen im Mai im Freien aussäen, muss sie dann aber vor Frost schützen, indem man Blumentöpfe über die Pflänzchen stülpt. Empfehlenswert ist es, diese wärmebedürftigen Pflanzen im Frühbeet oder im Folientunnel vorzuziehen. Ein Gurkenbeet muss mit viel Kompost und Stallmist gedüngt werden. Gurkenpflänzchen werden in der zweiten Maihälfte ausgepflanzt. Für die Freisaat gräbt man einen Damm in die Beetmitte und hebt kleine Horste aus, in die man jeweils mehrere Gurkenkerne legt. Sie werden mit Erde bedeckt und regelmäßig mit abgestandenem Wasser gegossen. Am besten ist es, man stellt neben dem Gurkenbeet Eimer auf, die man am Vortag mit Wasser füllt. Wenn sich nach der Blüte die ersten Früchte gebildet haben, legt man etwas Stroh darunter, damit sie, wenn sie die Erde berühren, nicht faulen. Während die Pflanzen heranwachsen, kann immer wieder flüssig gedüngt werden: Gurken brauchen guten Humusboden.

▶ Wer wenig Platz im Garten hat und gleichzeitig vom Nachbargarten abgeschirmt sein will, der baut ganz einfach **Stangenbohnen** an. Die Stangen können bis zu 3 m hoch sein, der Abstand sollte mindestens 50 cm betragen. Um jede Stange legt man jeweils in kleinen Horsten fünf oder sechs Bohnen. Wenn die Pflanzen aus dem Boden gestoßen sind, soll man den Trieben helfen, sich gegen den Uhrzeigersinn an den Stangen emporzuranken. Die Bohnenpflanzen werden angehäuft, wenn sie 30 cm hoch sind. Bohnen dürfen nicht in frisch gedüngte Erde gesät werden; die Düngung sollte im Herbst des Vorjahrs erfolgt sein. Nur gießen, wenn der Boden trocken ist!

▶ Dasselbe gilt für **Buschbohnen**, die in einer Reihenentfernung von 60 cm gesetzt werden. Der Boden soll gut gelockert sein. Ab Mitte Mai kann bei Buschbohnen jede dritte bis vierte Woche eine Folgesaat vorgenommen werden, in wärmeren Gegenden bis Ende Juli.

Weißkraut (Weißkohl) gibt es in Früh- und Spätsorten. Soll das Kraut im Winter eingelagert werden, muss es im Juni oder Anfang Juli gesetzt werden. Frühe Weißkrautsorten sind in 40 cm Abstand zu setzen, Einschneidekraut in 50 cm Abstand. Kraut braucht feuchten, gut gedüngten Boden und viel Sonne. Die frühen Krautpflänzchen werden etwa Mitte April ausgepflanzt. Die Ernte bringt uns viel Vitamin C.

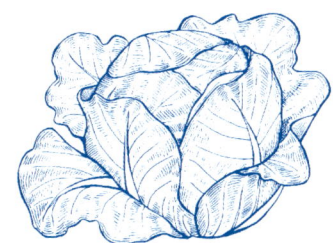

Feinde im Garten

Wer einfach und natürlich leben möchte, wird sicher etwas gegen die chemische Schädlingsbekämpfung im Gemüse- und Obstgarten haben. Inzwischen hat es sich herumgesprochen, dass nicht immer gespritzt werden muss, um gegen Krankheiten und Schädlinge im Garten vorzugehen. Einfache, mühelose und zudem kostenlose Pflanzenschutzmittel sind auf alle Fälle auch gesünder.

▶ Humus und Kompost geben den Pflanzen zwar Widerstandskraft, dennoch treten in jedem Garten immer wieder Schädlinge auf. Die bereits erwähnte Brennnesseljauche schützt die Pflanzen vor **Läusen** und **Lauchmotten**, Lavendelkraut vertreibt **Ameisen** und **Blattläuse** aus dem Garten: Bauen Sie daher als Beetumrandung duftenden Lavendel an!

▶ **Bohnenschädlinge** werden vertrieben, wenn Pfefferminze in der Nähe der Bohnenbeete angebaut wird. Senfsaat hält **Schnecken** fern. Eine Brühe aus Zwiebelschalen und Knoblauchstängeln bekämpft wirksam von **Pilzen** verursachte Pflanzenkrankheiten.

▶ Ein Wundermittel gegen **Kohlweißlinge**, die im Sommer ihre Eier auf die Blattunterseite des Kohlgemüses legen: Tomatenblätter werden zerdrückt und für einige Stunden in lauwarmem Wasser eingeweicht. Die Flüssigkeit wird auf die Kohlpflanzen gegossen.

Tipp
Halbierte Äpfel locken Schnecken an.

▶ Pflanzen Sie bitteren Wermut zwischen die Johannisbeersträucher. Dadurch bleiben sie von Schädlingen unbehelligt.

Werden die Lauchgewächse im Garten von Ungeziefer befallen, dann hilft das Gießen mit Wermuttee.

Mit Natur gegen Unkraut

Es ist für das biologische Gleichgewicht im Garten gefährlich, Unkraut mit Giftmitteln zu bekämpfen. Die Bekämpfungsmittel bedeuten zudem eine unnötige Umweltbelastung. Man kann Unkraut niemals ganz ausrotten. Das wäre auch nicht sinnvoll, weil es im natürlichen Kreislauf seine bestimmte Aufgabe hat.

Nach wie vor ist die beste Methode, Unkraut beizukommen, das regelmäßige Jäten der Gemüsebeete. Dabei muss das Unkraut samt Wurzel entfernt werden.

▶ Die Ackerdistel schneidet man kurz vor der Blüte knapp über der Erde ab und begießt den im Boden verbliebenen Teil mit Wasser. Er wird verfaulen, und die Distel kann nicht mehr nachwachsen.

> **Tipp**
> Löwenzahn wird ausgestochen; aus den jungen Blättern lässt sich ein köstlicher Salat zubereiten.

- Unkraut sollte immer vor der Blüte gejätet werden, so dass es erst gar nicht zur Samenbildung kommt.

- Wichtig für die natürliche Unkrautbekämpfung im Garten ist die Kenntnis der Unkräuter sowie deren Lebensbedingungen.

Bewässerung ist wichtig

- Wer etwas auf seinen Gemüsegarten hält, der muss ihn richtig und regelmäßig bewässern; vor allem bei lang anhaltendem Schönwetter und Trockenheit.

- Wenn die Pflanzen tagsüber bei großer Hitze welk dastehen, dürfen sie nicht sofort gegossen werden. Gießen darf man nicht bei grellem Sonnenschein, sondern nur in den Morgen- oder Abendstunden.

> **Tipp**
>
> Kaltes Leitungswasser tut den Pflanzen nicht gut. Es ist für sie jedes Mal ein Schock, wenn sie damit begossen werden. Lassen Sie das Wasser in Tonnen aufwärmen.

▶ Beachten Sie die Bewässerungsanleitungen für jede einzelne Pflanze in Ihrem Garten. Einige wollen nur knapp über dem Boden gegossen werden; Gurken und Tomaten tut eine Dusche nicht gut, andere wieder gedeihen erst gut, wenn auch ihre Blätter mit Wasser besprüht werden.

Kräuter im Garten

Wenn ein Schrebergarten so klein ist, dass nur ein Häuschen und eine Sitzgarnitur darin untergebracht werden können, es auch auf einem Balkon aussichtslos ist, Gemüse anzubauen, dann gibt es immerhin noch die Möglichkeit, Kräuterkistchen auf dem Fensterbrett anzulegen.

Die vitaminreichen Gewürzkräuter sind aus unserer Küche nicht mehr wegzudenken: Sie geben Speisen nicht nur ein köstliches Aroma, sondern sorgen auch für unser körperliches Wohlbefinden, für Leistungsfähigkeit und für gesunden Ausgleich bei oft unvermeidbarer denaturierter Nahrung. Wenn das auch alles schon seit alters bekannt ist, so haben wir den Wert dieser Kräuter erst in letzter Zeit wieder entdeckt. Legen Sie sich Kräuterkistchen mit den bekanntesten und wichtigsten Küchenkräutern an.

Um sie auch richtig nützen zu können, sollte man einiges über ihre spezifischen Eigenschaften und ihre Verwendbarkeit wissen:

- **Basilikum** hat ein frisches, leicht nelkenartiges Aroma. Es gibt kaum eine Speise, die nicht durch eine kleine Beigabe von frischem, gehacktem Basilikum an Geschmack und Bekömmlichkeit gewinnt. Besonders für alle Tomatengerichte eignet sich dieses Gewürz, das man etwa zehn Minuten vor dem Servieren beimengen sollte. Basilikum kann sogar als Topfpflanze gehalten werden.

- **Bohnenkraut** hat einen würzig-herben, pfefferartigen Geschmack. Die frischen oder getrockneten Blätter des Bohnenkrauts verfeinern Suppen und Gemüsespeisen aus Hülsenfrüchten, würzen Fleisch- und Fischgerichte, kräftige Suppen, Eintöpfe und Salate. Das Bohnenkraut gehört einfach zu allen Bohnengerichten dazu! Es kann auf dem Balkon in einem Kistchen oder im Blumentopf gezogen werden.

- **Borretsch** – auch Gurkenkraut genannt – hat ein würzig-angenehmes Gurkenaroma. Die jungen, rohen und feingewiegten Blätter geben Salaten, Saucen und Fischgerichten erst den richtigen Pfiff. Eingelegte Gurken und Gurkensalat sind ohne Gurkenkraut undenkbar. Die Blüten verwendet man als Garnierung für Erfrischungsgetränke, kandierte Blüten für Backwaren. Das Gurkenkraut gedeiht überall.

▶ **Dill** hat ein kräftiges, würzig-markantes Aroma. Das beliebte Gewürz eignet sich zu feinen Speisen wie auch zur Hausmannskost. Man kann mit Dillblättern und mit den Dillsamen Saucen, Fisch, Eierspeisen und Salate würzen. Dillsauce ist eine ideale Ergänzung zu Rindfleisch, See- und Süßwasserfischgerichten. Man kann Dill auch trocknen oder in Essig einlegen.

▶ **Estragon** hat einen würzigen, beißend-aromatischen Geschmack. Die gehackten Blätter und Blatttriebe werden zum Würzen von Fischsaucen, Suppen, Kräuterbutter, Salaten und Omeletts verwendet. Auch Mayonnaisen und Fleischgerichte gewinnen dadurch an Geschmack. Estragon kann man in Essig einlegen.

▶ **Kerbel** ist petersilienähnlich, aber süßlicher und feiner im Geschmack. Das sehr gesunde Gewürz wird wie Petersilie verwendet: zum Garnieren und Würzen von kalten Platten, Suppen, pikanten Milchgerichten, Eierspeisen und Geflügelgerichten. Am aromatischsten sind die frischen Blätter.

▶ **Lavendel** ist herb-bitter und wohlriechend. Die fein gehackten Blättchen dürfen nur sparsam verwendet werden. Sie verfeinern einige Fisch- und Fleischgerichte, Suppen und Gemüseeintöpfe. Ein paar Lavendelzweige in der Grillglut geben dem Fleisch einen würzigen Geschmack. Lavendelblättchen können selbstverständlich getrocknet werden.

- **Liebstöckel** hat ein pikantes, süßlich-bitteres Aroma. Man verfeinert damit Suppen, Gemüseeintöpfe, Fleischgerichte, Geflügel- und Fischspeisen. Wenn man Liebstöckelblätter in Fleischgerichten mitkochen lässt, geben sie der Speise einen würzig-kräftigen Geschmack. Auch Reisgerichte, Ragouts und Pasteten werden mit Liebstöckel verfeinert. Es lässt sich problemlos auf dem Balkon oder Fensterbrett ziehen.

- **Majoran** schmeckt würzig-herb und schwach brennend. Mit den Triebspitzen würzt man vorsichtig Fleisch, Suppen, Eintöpfe, Saucen, Ragouts, Käsegerichte und Salate. Eine Majoran-Thymian-Mischung gibt den Speisen ein besonders würzig-kräftiges Aroma. Majoran gedeiht im Garten, auf dem Balkon und in Blumentöpfen.

- **Petersilie** kennt wohl jeder. Sie ist ein hervorragender Vitamin-C-Spender, reich an Mineralstoffen und darüber hinaus sehr schmackhaft. Besonders hübsch beim Garnieren von Speisen macht sich die gekräuselte Petersilie.

- Aus **Pfefferminze** kann nicht nur Tee zubereitet werden. Als Gewürz für Saucen, Kalbfleisch, Hammelfleisch und Lammbraten, aber auch für Salate ist dieses Heil- und Gewürzkraut zu empfehlen. Versuchen Sie doch einmal, den Kakao damit zu würzen!

▶ **Pimpinelle** hat einen mild-würzigen, nussartigen Geschmack. Man kann sie mit allen anderen Gewürzkräutern mischen. Fisch, Gemüse und Salate sowie Eierspeisen (Rührei) werden besonders schmackhaft damit. Die Pimpinelle gedeiht auch im Blumentopf oder Blumenkasten.

▶ **Rosmarin** ist bekannt durch seinen bitter-würzigen Geschmack. Die französische und italienische Küche kommt ohne Rosmarin nicht aus. Man verwendet die Blättchen und Zweige als Gewürz für Wild, Fisch, Geflügel und Grillspezialitäten, aber auch zum Abschmecken von Salatsaucen. Kompotte schmecken damit ebenfalls köstlich.

▶ **Salbei** mit seinem kräftigen Geschmack muss sehr vorsichtig und sparsam dosiert werden. Die Salbeiblätter würzen Fisch, Fleisch und Gemüsegerichte. Salbei kann im Garten, im Blumentopf oder auf dem Balkon gezogen werden. Nicht vergessen: Salbeitee gegen Heiserkeit und Halsschmerzen.

▶ **Schnittlauch** hat einen milden Zwiebelgeschmack und wird nach dem Kochen in die Speisen gegeben. Er ziert Suppen, Salate oder das Butterbrot. Schnittlauch ist ein Gewürzkraut für Gaumen und Augen, das im Garten wie auf dem Fensterbrett und Balkon prächtig gedeiht.

▶ **Thymian** riecht kräftig und schmeckt beißend-aromatisch. Die Blätter verbessern Kalb- und Hammelfleisch, Wild, Geflügel, Salate und Gemüsegerichte. Diese Gewürzpflanze eignet sich auch als Steingartengewächs, zur Blumentopfaufzucht und als Wegeinfassung für Blumenbeete.

▶ **Wermut** schmeckt aromatisch und bitter-würzig. Als Speisewürze sind die feinen Blattspitzen mit Vorsicht zu verwenden. Wermut ist verdauungsfördernd und hilft bei Magenbeschwerden, wenn man zu fette Speisen gegessen hat. Für die eigene Kräuterecke muss man sich die Pflanze beim Gärtner besorgen oder aus Samen ziehen.

DIE HAUSAPOTHEKE

Eine Hausapotheke gehört in jeden Haushalt. Mit einer Patientin oder einem Patienten im Haus kommt dem Apothekenschränkchen eine besondere Bedeutung zu. Abgesehen davon, dass wenigstens einige Fächer verschließbar sein müssen, soll der Schlüssel hierzu immer an derselben Stelle aufbewahrt werden. Alle Medikamente müssen mit dem Datum der Verordnung versehen sein. 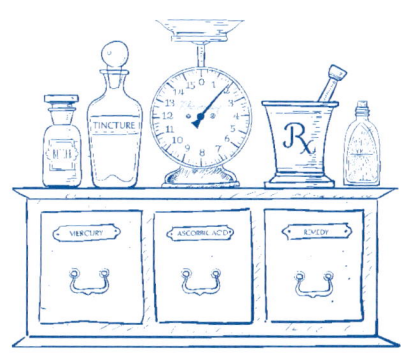 Der Inhalt der Hausapotheke soll von Zeit zu Zeit überprüft werden, wobei alte Arzneien zu entfernen und zu entsorgen sind. Durch zu langes Lagern verlieren sie die Wirkung und können außerdem für den Organismus schädlich sein. Also achten Sie stets auf das Datum!

▶ Die Hausapotheke muss an einem kühlen und trockenen Ort untergebracht werden, der zudem für Kinder nicht erreichbar ist. Medikamente, die in der Nähe der Heizung gelagert sind, verändern ihre Wirkung.

Tipp

Es gibt Apothekenschränkchen im Handel, die häufig aus Holz oder emailliertem Metall hergestellt werden.

▶ Für die Krankenpflege sollen folgende Geräte und Hilfsmittel in der Hausapotheke untergebracht sein: Fieberthermometer, Pinzette, Schere, Sicherheitsnadel, Tropfenzähler, Gummispritze und Klistierspritze, ein Heizkissen, eine Wärmflasche, Flanelltücher für Wickel und eine Taschenlampe.

▶ An **Verbandsmaterial** benötigen Sie Schnellverbände in verschiedenen Breiten, Watte, Zellstoff, sterilen Verbandmull, Mullbinden (zumindest in drei verschiedenen Breiten), zwei Dreieckstücher, ein Heftpflaster, ein steriles Brandwunden-Verbandspäckchen und elastische Binden (4, 8 und 12 cm breit).

▶ An **Medikamenten für die äußere Anwendung** brauchen Sie: eine Streudose mit Körperpuder, Schnupfensalbe oder Nasentropfen, eine Wund- und Brandsalbe, Heilerde, Kaffeekohle, Kamillentinktur, Rheumasalbe sowie eine Venensalbe, Franzbranntwein oder Kampferspiritus, Wasserstoffsuperoxyd und ein Desinfektionsmittel.

▶ Zu den notwendigen **Medikamenten für die innere Anwendung** zählen: Baldriantropfen, Hoffmannstropfen, Natron, Abführmittel, Medikamente gegen Übelkeit und Magenverstimmung, schmerzstillende Tabletten, außerdem Cremes und Salben, die bei Zerrungen, Verstauchungen und Prellungen benötigt werden.

▶ Folgende Gesundheitstees dürften in einer Hausapotheke nicht fehlen: Baldriantee beruhigt Nerven und lindert Krämpfe, Fenchel nützt bei Blähungen und Magenkrämpfen, Holunderblütentee wirkt schweißtreibend, Kamillentee eignet sich zur Krampflinderung und zur Beruhigung des Magens, Lindenblütentee verwendet man bei Husten und Katarrhen der Atemwege, außerdem ist er schweißtreibend. Pfefferminztee verabreicht man zur Beruhigung des Magens, Salbeitee desinfiziert und wirkt heilend bei Entzündungen, Huflattichtee nimmt man als Gurgelwasser bei Mund-, Hals- und Rachenentzündungen.

▶ Sorgen Sie dafür, dass die Hausapotheke gut beleuchtet ist. Ein unüberlegter schneller Griff ins dunkle Fach zum falschen Medikament könnte für den Patienten verhängnisvoll werden.

GENIESSEN SIE DIE KLEINEN FREUDEN!

Wir sind in unserer Konsumgesellschaft einfach zu sehr daran gewöhnt, nur noch durch den Erwerb materieller Güter Freude und Glück zu empfinden. Davon sollten wir uns schrittweise freimachen. Neuerwerbungen, wenn sie für unser Leben nicht unbedingt notwendig sind, bringen nur Scheinfreude auf Zeit. Beginnen wir also damit, umzudenken und zu lernen, uns an dem, was wir haben, zu erfreuen.

- Nehmen Sie die kleinen positiven Dinge, die es um Sie herum gibt, nicht einfach als selbstverständlich hin. Leben Sie nicht daran vorbei. Sie rauben sich sonst viel Daseinsfreude.

- Genießen Sie es, wenn am Morgen beim Aufstehen die Sonne in Ihr Zimmer scheint.

- Nehmen Sie sich am Morgen genügend Zeit, um in Ruhe das Frühstück einzunehmen. Fertigen Sie sich selbst und Ihre Lieben nicht bloß schnell in einer Küchenecke ab. Setzen Sie sich bei flotter Radiomusik an einen hübsch gedeckten Tisch. Sie werden den ganzen Tag fröhlich sein und viel leichter mit Problemen fertig werden.

- Wenn am Morgen Ihr Auto streikt, dann fluchen Sie nicht und fügen Sie sich in das Schicksal. Fahren Sie mit einem öffentlichen Verkehrsmittel, lesen Sie in Ruhe Ihre Zeitung, und genießen Sie es, dass Sie diesmal keinen Parkplatz suchen müssen.

Tipp
Lesen Sie in der Morgenzeitung zuerst die Witze und positiven News, dann erst die Berichte über Politik und Wirtschaft.

▶ Wenn Sie an Ihrem Arbeitsplatz Mittagspause haben, dann setzen Sie sich nicht in irgendein düsteres Lokal. Suchen Sie einen nahe gelegenen Park auf, setzen Sie sich auf eine Bank und schließen Sie die Augen. Das ist die bessere und einfachere Methode, sich gründlich zu erholen.

▶ Wenn Sie nach getaner Arbeit nach Hause kommen, lassen Sie sich nicht aus Gewohnheit vor dem Fernsehapparat in einen Sessel fallen. Sie brauchen das Gespräch in der Familie.

Tipp

Sehen Sie sich zu Hause nach einem arbeitsreichen Tag nur jene Fernsehsendungen an, die Sie wirklich interessieren.

- Gehen Sie nicht zu spät zu Bett. Der Körper braucht die Nachtruhe, damit sich seine inneren Organe regenerieren können. Das heißt nicht, dass Sie nicht hin und wieder ausgehen sollen. Aber überfordern Sie Ihren Körper nicht. Zum gesunden und einfachen Leben gehört auf jeden Fall viel Schlaf.

- Gehen Sie mit offenen Augen durch die Natur. Viele von uns haben im Lauf der Zeit den unmittelbaren Kontakt zur Natur verloren. Sie sehen nicht die vielen Wunder, die tagtäglich rund um uns geschehen.

- Nehmen Sie sich die Zeit, in aller Ruhe einen Vogel zu beobachten, der auf einem Ast sitzt und vor sich hin zwitschert.

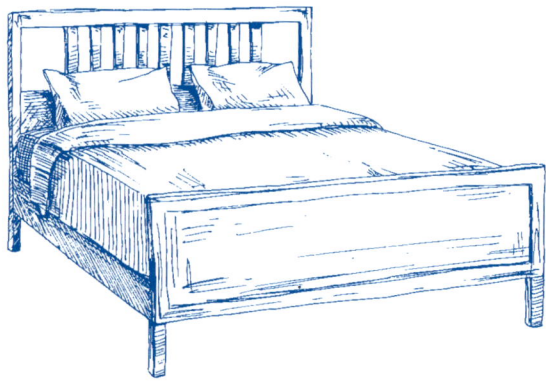

- Schauen Sie den Ameisen zu, wie sie ihre Lasten schleppen und in ihrem Bau unterbringen.

- Beobachten Sie blühende Gräser, die der Wind auf einer Wiese hin und her wiegt.

- Nehmen Sie auf Spaziergänge ein Vergrößerungsglas und einen Feldstecher mit. Beobachten Sie Insekten und Blüten und lassen Sie sich von Rehen und Hirschen beeindrucken.

- Legen Sie sich einmal ganz entspannt ins Gras, lesen Sie nichts, hören Sie nicht Radio, sondern lauschen Sie auf das Zirpen der Grillen, schauen Sie in den Himmel und versuchen Sie in den Wolken, die über Ihnen dahinziehen, Figuren zu erkennen. Das regt Ihre Fantasie an.

- Verfolgen Sie intensiver und bewusster das Wachsen und Absterben in der Natur.

- Sammeln Sie Beeren und Pilze in der freien Natur. Nehmen Sie aber jemanden mit, der genau unterscheiden kann, was davon giftig und ungiftig ist, oder informieren Sie sich selbst anhand eines Buches.

- Pflücken Sie Wiesenblumen. So ein Strauß bringt in manche Wohnung mitunter mehr Stimmung als der teuerste Rosenstrauß aus der Blumenhandlung. Achten Sie aber darauf, welche Blumen unter Naturschutz stehen.

Leben Sie das einfache Leben anderen vor

Es gibt eine Menge Leute, die dem einfachen Leben viel Freude abgewinnen. Sie leben vernünftig, umweltbewusst und sparsam und sind in allen Lebenslagen tüchtig. Bloß wagen sie es oft nicht, diese Lebensweise auch vor anderen zu zeigen. Sie sehen sich selbst als Außenseiter? Das darf nicht sein! Auf diese Weise kann man der Philosophie vom einfachen und glücklichen Leben keine neuen Freunde abgewinnen.

- Geben Sie doch offen zu, dass Sie am Wochenende das Auto lieber in der Garage stehen lassen und in Ihrer Freizeit zu Fuß oder mit dem Fahrrad unterwegs sind. Und erinnern Sie Zweifler ruhig an den Verkehrsstau vom letzten Wochenende.

- Lassen Sie sich gegenüber Spötteleien eine Elefantenhaut wachsen. „Körndelfresser" und „Schuhsohlenartist" haben heute keinen negativen Beigeschmack mehr. Schließlich ist bereits den meisten bewusst, dass nur das einfache Leben in Zukunft Gesundheit, Zufriedenheit und eine saubere Umwelt garantieren kann.

- Überzeugen Sie Ihre Mitmenschen vor allem davon, dass dieses einfache Leben keinen Rückschritt in düstere Zeiten darstellt. Beweisen Sie mit praktischen Beispielen, dass es sich lohnt, gewisse einfache Lebensrezepte in unsere Zeit herüber zu retten, um nicht eines Tages allen Alltagsproblemen völlig hilflos gegenüberzustehen.

▶ Räumen Sie in Gesprächen mit Freunden und Bekannten vor allem mit dem Vorurteil auf, ein einfacher Lebensstil sei in jedem Fall mit besonderem Zeitaufwand verbunden. Müsliessen, Brotbacken, Stricken, Sticken, Häkeln, ein Haustier verwöhnen, Marmelade einkochen, eine Vorratskammer einrichten – das lässt sich spielend in der Freizeit unterbringen, die sonst womöglich dem Fernsehen vorbehalten bleibt.

▶ Verfechter des einfachen Lebens werden von Andersdenkenden oft als „Krisenmacher" bezeichnet: Sie bereiten sich auf schlechtere Zeiten vor, die im Grunde genommen gar nicht mehr kommen dürften. Doch der Trend zum vernünftigen, einfachen Leben hat nichts mit Krisenstimmung zu tun. Wohl aber mit der realistischen Einsicht, dass wir uns nicht noch mehr von äußeren Zwängen abhängig machen sollten.

▶ Bieten Sie Ihre Lebensphilosophie als Sportsgeist an. Schließen Sie unter Ihren Bekannten Wetten ab: Wer weiß sich zu helfen, wenn plötzlich die Tiefkühltruhe aussetzt? Was tut man, wenn die Zentralheizung ihren Geist aufgibt? Wie hilft man sich, wenn der Kühlschrank kaputt geht und es einige Tage dauert, bis er wieder repariert ist? Wer kann heute noch eine zerrissene Hose flicken? Wer zieht die köstlichsten Kräuter auf dem Fensterbrett? Da gäbe es zahllose Spielchen, bei denen man seine Lebenstüchtigkeit unter Beweis stellen kann.

Leben Sie gesünder!

Bei der Hinwendung zum einfachen Leben steht die Gesundheit im Vordergrund. Die meisten schweren Krankheiten unserer Zeit – Zuckerkrankheit, Stoffwechselstörungen, Herz- und Kreislaufleiden – entstehen durch falsche, ungesunde Ernährung und ein Leben gegen unseren Körper.

- Gewöhnen Sie sich das Rauchen ab. Und haben Sie auch den Mut, anderen den Nikotinkonsum mit überzeugenden Begründungen auszureden.

- Reduzieren Sie Ihren Alkoholkonsum auf ein Minimum. Gewöhnen Sie sich ab, aus gesellschaftlichen Gründen zu trinken, bloß weil es die anderen auch tun. Lassen Sie sich nicht zu noch einem Glas Wein und noch einem Gläschen Likör überreden. Bleiben Sie hart.

Tipp

Nicht der Alkohol bringt die gute Laune in eine Gesellschaft. Sie sind es mit Ihrer Persönlichkeit, Ihrem Witz und Charme.

▶ Beweisen Sie Mut zum Individualismus. Wenn Ihnen in Gesellschaft alkoholische Getränke angeboten werden, so genieren Sie sich nicht, laut zu fragen: „Gibt es hier kein Glas Milch? Kein Mineralwasser?" Sie werden staunen, wie viele Ihrer Mitmenschen plötzlich Lust auf ein Glas Milch oder auf Mineralwasser bekommen.

▶ Nehmen Sie Ihre Mahlzeiten regelmäßig ein. Frühstücken Sie großzügig mit gesunder Vitalkost, Vollkornnahrung und Obst. Essen Sie zu Mittag viel Salat und Gemüse, Fleisch nur als Beigabe. Und nehmen Sie das Abendessen möglichst vor 19 Uhr zu sich, weil es dann vom Organismus leichter zu verarbeiten und zu verwerten ist.

▶ Begraben Sie neidische Gedanken. Die machen nur unzufrieden und rastlos.

▶ Befreien Sie sich von zu viel Stress sowohl im Beruf als auch im Privatleben. Lernen Sie „Nein!" sagen, wenn Sie keine Zeit und Lust haben.

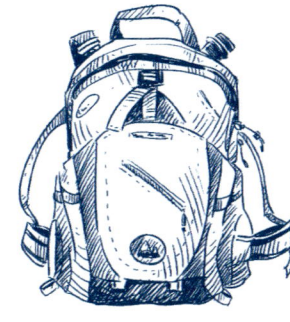

▶ Bemühen Sie sich, in Ihrer Freizeit das Leben zu genießen. Tun Sie zumindest eine Stunde am Tag wirklich nur das, was Ihnen gut tut und was Ihnen zugleich auch Spaß macht. Legen Sie sich hin, gehen Sie spazieren oder aktivieren Sie Ihre verborgenen Kräfte.

Das einfache Leben bringt bares Geld

Wer sich rechtzeitig auf die Gegebenheiten des einfachen Lebens umgestellt hat, kann ruhig in die Zukunft blicken. Denn eines ist sicher: Die internationale Teuerungswelle wird nicht so bald aufzuhalten sein, und wir alle müssen jeden Geldschein, den wir ausgeben, doppelt genau ansehen. Das einfachere Leben aber bringt plötzlich bares Geld.

Man weiß heute, dass es in Zukunft wenig gute Handwerker geben wird und dass diese nicht gerade billig sein werden. Hier ist der Trend zum einfachen Leben vorgezeichnet. Denn: einfaches Leben bedeutet auch es selber zu machen. Wer seine Wasserleitung selbst reparieren kann, wer einen Stuhl selbst zu leimen weiß und vieles, vieles andere in Haus und Wohnung wieder instand zu setzen vermag, der schont damit nicht nur seine Nerven, die beim Warten auf den Handwerker strapaziert werden, sondern auch seine Geldbörse.

▶ Wenn Sie wieder flicken und stopfen und manches, was Sie früher auf den Müll geworfen haben, besser verwerten, dann wird sich das nach und nach in Ihrem Haushaltsbudget niederschlagen. Und dann wird Ihnen das einfache Leben plötzlich besonderen Spaß machen.

▶ Wir alle sollten zu unserem eigenen Vorteil ein wenig in Richtung Bescheidenheit hin umdenken, ohne dabei gleich alles aufzugeben, was wir uns im Lauf der Zeit mit Stolz erworben haben. Die materiellen Güter sollen aber unserem Leben dienen, nicht umgekehrt!

▶ Überlegen Sie, ob Sie nicht mit einem kleineren Auto ebenso gut zurechtkommen wie mit einem benzinfressenden „Superschlitten". Denken Sie über ein Elektroauto nach.

▶ Rechnen Sie einmal ehrlich nach, ob Sie mit einem öffentlichen Verkehrsmittel nicht billiger, vielleicht sogar schneller an Ihren Arbeitsplatz kommen. Und dabei können Sie noch gemütlich Ihre Zeitung lesen.

▶ Denken Sie darüber nach, ob es sich nicht lohnt, Ihr Haus oder Ihre Wohnung mit Wärmedämmung zu versehen und damit die Heizkosten zu senken.

▶ Der günstige Einkauf weit draußen vor der Stadt wird Ihnen vielleicht nicht mehr so preisgünstig erscheinen, wenn Sie einmal nachrechnen, wie viel Benzin da jedes Mal für Hin- und Rückfahrt durch den Vergaser fließt.

▶ Der Traumurlaub im Süden für die ganze Familie wird vielleicht weniger traumhaft, wenn Sie die gewaltigen finanziellen Belastungen realistisch zur Kenntnis nehmen. Mit einem Bruchteil des Geldes können Sie sich bei einem Urlaub daheim – verbunden mit Entdeckungsreisen in die Natur – ein wahres Schlaraffenland bereiten.

Einfaches Leben macht Sie zur Persönlichkeit

Der einzelne wird in unserer Zeit immer mehr zu einer kalkulierbaren Größe. Bei Krankenkasse, Strom- und Gaslieferanten, bei Ämtern und in vielen anderen Bereichen des öffentlichen Lebens sind wir bloß noch registrierte Nummern. Keine Spur mehr von Persönlichkeit. Und wer an einem Freitag durch einen Supermarkt geschleust wird, spürt auch da, dass er nur noch Kunde in Form einer Nummer ist. Erst das einfache Leben in überschaubaren Räumen macht uns wieder zur Persönlichkeit, die sich freier fühlen kann und mutiger in die Zukunft sieht.

▶ Wer stets jedes einzelne Lebensmittel aus dem Laden holt, wird bei einem Streik, bei einer Benzinkrise verzweifelt vor leeren Regalen stehen. Wer dagegen bescheidene und kluge Vorratswirtschaft betreibt, der öffnet beruhigt die Tür seiner Speisekammer.

▶ Eines ist nicht übertrieben: Ein einfacheres Leben, wie wir es heutzutage verstehen, stellt einen prächtigen Gutschein dar, einen Gutschein auf ein problemloseres und gesünderes Morgen! Und glauben Sie mir: Das Morgen ist schneller da, als Sie vielleicht denken.

Register

A
Abendgestaltung 129 f.
Abfluss reinigen 45
Abhärten 11
Achtsamkeit 130 f.
Ackerdistel 117
Alkohol 134 f.
Aloe-vera-Saft 13
Ameisen 116
Äpfel dörren 29
Apothekenschränkchen 125
Armaturen pflegen 74
Astsäge 105
Atemübungen 11

B
Backbleche putzen 77
Backofen 91
Backwaren lagern 22
Badewannen ausbessern 62
Badewannen pflegen 73
Ballaststoffe 12
Basilikum 120
Beleuchtung 92 f.
Bescheidenheit 137
Bete, rote, einkellern 38
Bettruhe 130
Bewässerung 118 f.
Birnen dörren 29
Blattläuse 116
Bohnen, grüne, einlegen 32
Bohnenkraut 120
Bohnenschädlinge 116
Borretsch 120
Brandlöcher in Möbeln 64
Braten lagern 22
Brennnesseljauche 102 f.

Brot lagern 22
Bügeln 93
Buschbohnen anbauen 115
Butter lagern 21 f.

C
Corona-Krise 8

D
Dach dämmen 84
Dachrinnen abdichten 62
Dampfbügeleisen entkalken 78
Darmflora 12
Decken streichen 49 ff.
Dill 121
Dörren 28 f.
Druckstellen auf Möbeln 66
Dübel 44
Duschen 91 f.

E
Eier lagern 22 f.
Eier prüfen 26
Einfaches Leben 132 ff.
Einfrieren 27 ff.
Emailtöpfe reinigen 76
Energie sparen 79 ff.
Ersatzofen 84 ff.
Essig prüfen 26
Estragon 121

F
Fenster abdichten 79 ff.
Fenster putzen 71 f.
Fenster reparieren 59
Fisch prüfen 27
Flaschen reinigen 76

Flecken entfernen 67 ff.
Fleisch einlegen 37
Fleisch lagern 23
Fliesen bohren 44
Flüssigkeitszufuhr 12
Folientunnel 107 ff.
Frühbeet 107 ff.
Frühstücken 128
Fugen abdichten 62
Fußböden repapieren 53 f.

G

Garten 97 ff.
Garten anlegen 106 ff.
Gartenerde 99 f.
Gartengeräte 104 f.
Gartenschlauch 105
Gartenweg 109
Gelierprobe 35
Gemüse anbauen 110 ff.
Gemüse einfrieren 27 f.
Gemüsebeet 109
Genuss 128 ff.
Geschirrspülmaschine 91
Gesundheitstees 127
Gießen 118 f.
Grabegabel 104
Grüne Bohnen einlegen 32
Grüne Tomaten einlegen 34 f.
Grüner Tee 13
Gurken anbauen 113 f.
Gurken einkellern 38
Gurken, süßsaure, herstellen 34

H

Hacke 104
Hämmern 42
Hausapotheke 125 ff.
Heckenschere 105
Heimwerken 39 ff.
Heizkörper 81 ff.

Heizkörper streichen 50
Holzfußböden, lackierte, pflegen 70
Holzofen 85 f.
Holzwürmer bekämpfen 58
Humus 100

I

Immunsystem trainieren 10 ff.
Innere Ruhe finden 11

J

Jätekralle 105
Jäten 117 f.

K

Kaffeekanne putzen 75
Kaffeemühle pflegen 76
Kaltbeet 108
Kamin, offener 85 f.
Karotten anbauen 113
Karotten einkellern 38
Kartoffeln anbauen 113
Kartoffeln einkellern 38
Käse lagern 24
Keller dämmen 84
Kerbel 121
Knoblauch 13
Kochen 88
Kochtöpfe pflegen 77
Kohl einkellern 38
Kohlweißlinge 116
Kompost 100 ff.
Konfitüre herstellen 35 f.
Konserven prüfen 26
Kopfsalat anbauen 111
Kopfsalat lagern 24
Krankenpflege 126
Kratzer in Möbeln 64 f.
Kräuter 119 ff.
Kräuter einfrieren 28
Kristallglas pflegen 76

Kuchen lagern 24
Küchenschränke pflegen 74
Kühlschrank 89 f.
Kunststofffliesen pflegen 69 f.
Kürbis anbauen 112

L
Lauchmotten 116
Lavendel 121 f.
Leben, einfaches 132 ff.
Lebensfreude 128 ff.
Liebstöckel 122
Löwenzahn 118
Lüften 82 f.

M
Majoran 122
Malerarbeiten 49 ff.
Mauerwerk abdichten 81
Medikamente 126
Meerrettich einkellern 38
Mehl lagern 24 f.
Messing putzen 75
Metall streichen 50
Mistgabel 104
Mittagspause 129
Möbelpflege 63 ff.
Mülleimer reinigen 76

N
Nachhaltigkeit 12
Nägel einschlagen 42 f.
Naturerlebnisse 130 f.
Naturgarten 98 ff.
Neid 135

P
Petersilie 122
Petersilie lagern 25
Pfefferminze 122
Pflanzholz 105

Pflanzspaten 105
Pflaumen dörren 29
Pilzkrankheiten 116
Pimpinelle 123
Pinselpflege 52 f.
Plastikgefäße reinigen 77 f.
Polstermöbel pflegen 66 f.
Putzen 63 ff.
PVC-Böden pflegen 70

R
Radieschen anbauen 112
Rauchen 143
Rechen 104
Reizüberflutungen 11
Risikofaktoren ausschalten 11
Rolladengurte pflegen 59
Rosinen herstellen 28 f.
Rosmarin 123
Rost entfernen 41 f.
Rote Bete einkellern 38
Rumtopf herstellen 33 f.

S
Sägen 60
Salbei 123
Salzgurken herstellen 31 f.
Sauerkraut herstellen 30 f.
Schädlingsbekämpfung 115 f.
Schlaf 10, 130
Schnecken 116
Schnittlauch 123
Schrauben 43
Schwarzkümmelöl 13
Seefisch lagern 25
Selbstständig handeln 12
Sellerie anbauen 111
Sellerieknollen einkellern 38
Sicherungen 61
Silber putzen 75
Sonnenenergie 95 f.

Spargel lagern 25
Sparsamkeit 136 f.
Spaten 104
Speisekammer 18 ff.
Sport 11, 13 f.
Stangenbohnen anbauen 114 f.
Stress 10, 135
Stühle reparieren 40
Stühle streichen 52
Süßsaure Gurken herstellen 34

T

Tapeten ausbessern 57 f.
Tee, grüner 13
Tee, weißer 13
Teekanne putzen 76
Teppichböden verlegen 55
Teppiche pflegen 67 f.
Test für Fitness und Vitalität 14 ff.
Thymian 124
Tiefkühlschrank 89 f.
Tische reparieren 40
Tische streichen 52
Tomaten anbauen 110
Tomaten, grüne, einlegen 34 f.
Treppen streichen 50
Türen abdichten 80
Türen entknarren 58
Türen streichen 51 f.

U

Unkraut bekämpfen 117 f.

V

Verbandsmaterial 126
Vitaminversorgung 12 f.
Vorratshaltung 18 ff.

W

Wände streichen 49 f.
Wandfliesen pflegen 74
Wandrisse reparieren 56 f.
Warmbeet 108
Waschbecken putzen 73
Waschmaschine 90
Wasserflecken auf Möbeln 65 f.
Wasserhahn reparieren 45 ff.
Wasserleitung, eingefrorene 48
WC-Becken putzen 74
WC-Verstopfung 48
Weißer Tee 13
Weißkraut anbauen 115
Werkzeug 39 f.
Wermut 117, 124
Wurst lagern 24

Z

Zahnputzbecher reinigen 73
Zinn putzen 75
Zitronen lagern 25
Zwetschgen dörren 29
Zwiebeln einkellern 38
Zwiebeln lagern 25